阅读成就思想……

Read to Achieve

表达艺术治疗系列

以画疗心

第2版

用艺术创作
开启疗愈之旅

[美] 凯西·马奇欧迪
（Cathy A. Malchiodi）◎著

黄珏苹　谢丽丽◎译

The Art Therapy Sourcebook

中国人民大学出版社
·北京·

图书在版编目（CIP）数据

以画疗心：用艺术创作开启疗愈之旅 /（美）凯西·马奇欧迪（Cathy A. Malchiodi）著；黄珏苹，谢丽丽译 . —北京：中国人民大学出版社，2019.2
 ISBN 978-7-300-25406-7

Ⅰ . ①以… Ⅱ . ①凯… ②黄… ③谢… Ⅲ . ①绘画—应用—心理健康—通俗读物
Ⅳ . ① R395.6-49

中国版本图书馆 CIP 数据核字（2018）第 006322 号

以画疗心：用艺术创作开启疗愈之旅

［美］凯西·马奇欧迪（Cathy A. Malchiodi）　著

黄珏苹　谢丽丽　译

Yi Hua Liaoxin : Yong Yishu Chuangzuo Kaiqi Liaoyu Zhi Lü

出版发行	中国人民大学出版社			
社　　址	北京中关村大街 31 号		**邮政编码**	100080
电　　话	010-62511242（总编室）		010-62511770（质管部）	
	010-82501766（邮购部）		010-62514148（门市部）	
	010-62511173（发行公司）		010-62515275（盗版举报）	
网　　址	http://www.crup.com.cn			
	http://www.ttrnet.com（人大教研网）			
经　　销	新华书店			
印　　刷	天津中印联印务有限公司			
开　　本	720 mm×1000 mm　1/16		**版　次**	2019 年 2 月第 1 版
印　　张	15.5　插页 1		**印　次**	2025 年 4 月第 14 次印刷
字　　数	207 000		**定　价**	75.00 元

前言

视觉艺术的语言——色彩、形状、线条和图像，以不同于文字的方式进行表达。艺术治疗则是用艺术的语言实现个人成长、洞察和蜕变，它将我们的内在——思想、感情和认识，与外部现实、生活经历联系起来。它基于的信念是：图像有助于我们了解我们是谁，并通过自我表达来提升生活质量。

虽然艺术治疗这个领域是新出现的，但把艺术创作作为一种治疗方式的理念却历史悠久，艺术创作是最古老的治疗方式之一。视觉艺术——绘画和雕塑，是一种有效且有力的沟通方式，常被用来传播人类的历史、观点、情感、梦想和抱负。人们一直用艺术作品来记录和描绘各种各样的情绪和经历，从欣喜若狂到悲痛欲绝，从胜利到创伤。从最早有记录的历史开始，艺术创作就被人们用作恢复身体、心理和精神健康的有效手段，使身心得以康复和有所改变。

近年来，我们重新发现了艺术创作对个人成长、自我表达、蜕变和健康的益处。很多人发现艺术创作能够舒缓情绪，减轻压力，是一种应对困境或生活难题的好方法。有些人感受过视觉形象如何帮助他们解决问题，如释放强烈的或令人困扰的情绪、克服令人悲痛的丧失感或创伤性经历、缓解疼痛或其他身体症状等。你自己可能已经把艺术创作作为一种治疗形式，比如为了放松、获得满足和自我表达而绘画或做雕塑。

当人们意识到艺术创作能帮助他们真实地表达自己、释放强烈的情绪、战胜创伤、改善健康状况、提升幸福感之后，艺术治疗从 20 世纪 70 年代开始发展壮大，成为一种得到广泛认可的治疗形式。艺术治疗的基础理念是艺术创作的过程具有治愈性，它能够提升生活质量，是一种强有力的沟通形式。它利用存在于每个人身上的创意过程，推动他们的成长，促进自我表达、情绪修复、冲突解决和实现蜕变。通过艺术治疗，强烈的情绪会得到缓解，遭遇的重大危机或创伤会得到修复，人们会对自己有更深入的洞察，幸福感会提升，日常生活会变得丰富充实，或者会经历个人的改变。艺术治疗是一种方法，通过它，我们可以理解令人痛苦的事情，创造个人价值，改善健康状况，成为更完整的人。

这本书的修订版将介绍艺术治疗的最新概览，解释艺术创作在个人成长、洞察和蜕变上的作用。另外，本书还会告诉你艺术治疗是什么，艺术治疗的起源，为什么艺术治疗是了解自我的有效方法，为什么心理学、心理健康咨询和医学界承认艺术治疗是一种重要的治疗方式。本书还会让你了解艺术创作如何帮助你真实地表达自己，如何面对和化解创伤或丧失感，如何减压、改善健康状况和提升幸福感。

艺术治疗是一种通过行动和体验来探索自我、获得成长的方式，因此你不仅要读这本书，还要动手创作艺术作品。如果你用本书介绍的绘画、拼贴画练习来表达自己，以积极主动的方式了解艺术创作的疗愈力量，那么我在本书中对艺术治疗的描述会更有意义。我对艺术创作的治疗效果的了解，一部分来自阅读和研究这个领域的文献，另一部分来自我作为艺术家的实践。我进行艺术治疗的个人经历让我认识到它能改变人，且具有治愈人的特性。

我还从客户、艺术家、学生和同事那里了解到艺术治疗为什么具有治愈性、恢复性，本书讲述了很多他们的故事。在近 30 年的艺术治疗实践中，我帮助过许多受虐待或受过创伤的孩子、患有严重疾病的人、有过创伤或失去亲人的家庭，也在艺术治疗工作坊和工作室中教授过很多人。在此过程中，我一再认识到艺术创作的过程与健康之间存在着重要的关系。这些经历证明，艺术创作是一种无论任何年龄、具有任何能力水平的人都能运用的自我表达方式，每个人都能从艺术创作的恢复力中获益。艺术治疗在帮助人们保持健康、疗愈疾病和保持人生完整性上发挥着重要的作用。

目 录

| 第 3 章 |　　**开始：发自内心地画　45**

🌢 艺术创作能够改善每个人的健康状况，提升幸福感。

| 第 4 章 |　　**创造力：创造的过程　63**

🌢 艺术治疗通过促进自我探索和自我理解来引发积极的人生改变。

| 第 5 章 |　　**准备：利用环境和材料　79**

　♠ 为了获得最佳的艺术治疗体验，创造适合艺术创作的环境。

| 第 6 章 |　　**自发的艺术：画意象　105**

　♠ 自发的艺术创作会开启很多理解和表达自己的可能性。

| 第 9 章 | 艺术治疗团体：一起画　185

● 艺术治疗团体能够帮助个体探索艺术创作和创造性过程的疗愈力量。

| 第 10 章 | 分析并利用艺术作品画出意义　209

● 创造过程具有疗愈作用，每个人天生都富有创造力。

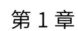

第 1 章

创作的治愈性力量

艺术可以说是内在自我的外显化，也可以被用来外化我们的内在自我。

彼得·伦敦（Peter London）

《拒绝二手艺术》（*No More Secondhand Art*）的作者

在人生旅程中，我们都曾有过认为自己拥有富有创意、极具个人潜力的艺术能力的经历。小时候，你可能觉得画蜡笔画、做拼贴画、做沙子城堡或在黏土上按手印非常有趣。成年后，虽然你不会认为自己富有创造力，也不会认为自己是位艺术家，但你在日常生活中依然能感受到艺术的治愈性。你的爱好可能是绘画或摄影，你享受创作的过程，意识到进行创意活动有助于减压。你甚至会用画画的方式来记日记，随手勾画出自己的梦境，你会注意到自己画出的各种符号，思考它们的意义。你在笔记本的一角胡乱画些线条，发现这些既有助于你更清晰地思考，还有助于你放松。所有这些方法都能给予你慰藉，帮助你释放压力，带来快乐，战胜令人苦恼的情绪。它们都是自我表达的方法，能够改变你的状态，发掘具有直觉性、创造性的力量。

尽管你感受到了艺术创作的治愈性力量，但却没有想过把艺术创作和治疗联系起来。基于你对艺术的定义，你也许认为艺术创作应该被用作装饰品、休闲手段或创新工具，只和画家、雕塑家有关，并且艺术装饰品应该被陈列在博物馆和画廊里；你也许认为艺术创作只是小孩的游戏，或者是一种消遣和业余爱好。虽然我们有时很难定义艺术，即使你不一定完全了解艺术创作是如何提升生活质量的，你可能也会赞同艺术创作能够提升你的生活质量。

艺术作品可以作为装饰品被挂在博物馆里，但进行艺术创作还有其他目的，其中包括寻求自我理解、意义、个人成长、自我赋能和进行疗愈。很多人失去了这些艺术创作的目的，或者没有意识到艺术不只包括新奇的东西或装饰品，绘画、雕塑和其他艺术形式都是有力、有效的沟通方式。通过不同的艺术形式，我们能够了解古往今来的文化。各种艺术形式被用来记录人类的历史，同时也渗透到了我们的观点、情感、梦想和抱负中。艺术作品记录并传递着我们各种各样的情绪，从快乐到悲伤，从胜利到创伤。从这个意义上讲，艺术在用非文字的方式理解并理清我们的内在体验。

艺术治疗就是源于这样的理念：艺术形象有助于我们理解我们是谁，有助于我们表达用文字和言语无法表达的观点，有助于我们通过自我表达来提升生活质量。人们已经广泛地认同艺术创作既是一种可行的治疗方法，也是一种自我理解、改善情绪和自我成长的形式。

艺术 + 治疗 = ？

刚听说艺术治疗的人常常会搞不懂"艺术治疗"这个词是什么意思。艺术治疗是一个杜撰的词，表示在治疗中使用艺术来表达，但在表达的过程中经常会产生一些不寻常的臆断。这些年来，我听到过很多有关艺术治疗是什么的有趣猜测，有些真的很可笑。曾经有人问我，艺术治疗是不是专治"生病的"或"心理失常的"艺术家，使用特殊的方法治疗他们的抑郁症、焦虑症或创意枯竭。最近，又有人问我，艺术治疗能否提高绘画能力。还有人问我，我的工作对象是不是"有问题的"绘画和雕塑。他显然以为，艺术治疗能够改进那些"糟糕的"绘画和雕塑。我不难理解那些第一次听说"艺术治疗"一词会产生困惑，尤其是从来没有接触过艺术治疗的人。

人们对艺术治疗产生种种误解有几个原因。第一，人们可以对各种各样的人实施艺术治疗。艺术治疗曾被用于治疗儿童、青少年、成年人、老年人、成瘾者、重症甚至绝症患者、老兵、残疾人、遇到麻烦的家庭、囚犯、存在各种情绪障碍的个体等。你也许听说过对受虐待的孩子使用艺术治疗，用艺术治疗帮助有问题的家庭，或者用艺术治疗帮助养老院里的老年残疾人；你可能听说过心理医生在治疗中让病人画幅画，或者表达治疗师用艺术的形式帮助病人应对慢性疼痛或其他症状；你可能在报纸上看到过艺术家帮助截瘫者绘画，或者治疗师为残疾人创办艺术工作室；你可能知道当地学校里的艺术治疗师帮助有学习问题或发展问题的孩子，或者艺术治疗师在社区医疗中心里帮助患癌症的孩子和成年人。这些都是艺术治疗的常见实例，充分说明了这个领域涉及的范围之广。

第二，很多人不理解艺术治疗的另一个原因在于艺术本身的体验性。艺术治疗是一种动态的治疗，需要病人参与到治疗（也就是艺术创作）中。因此，想要真正理解艺术治疗，需要有亲身体验。

第三，"艺术"与"治疗"的结合也会令人困惑。艺术治疗师兼心理医生朱迪思·鲁宾（Judith Rubin）杜撰了这个短语，开辟了这一领域，艺术＋治疗＝？这个公式体现了构成艺术治疗的等式——艺术与治疗的融合。艺术治疗在本质上是艺术和心理学两门学科的结合。对艺术治疗的定义和范围而言，视觉艺术的各个方面、创作过程、人的发展、行为、人格、心理健康等都很重要。艺术治疗融合了所有这些学科，这使其一时难以被理解。

第四，人们对艺术治疗的困惑一部分来自艺术治疗师本身，虽然这听起来有点奇怪。当你问艺术治疗师他们的工作内容时，每位治疗师都会举出很多例子，这是因为艺术治疗针对的是各种各样的人群。使情况变得更令人困惑的是，业内对如何定义艺术治疗也没有达成一致意见。由于艺术治疗的定义很多，因此本章接下来的几部分会探讨影响这个领域的一些观点，这些观点也使艺术治疗有别于其他改善身心健康的治疗形式。

发自内心的绘画

在很多艺术治疗师中间曾流传着一句话：艺术治疗即发自内心的绘画。这是对艺术治疗做出的一个很好的基本定义，有助于我们将艺术治疗和其他应用艺术的方式区分开。虽然从表面上看，艺术治疗很像艺术课，但目的却很不一样。例如，在通常的艺术课上，你需要画模特、画静物或者进行写生。老师要求你画自己看到的东西，用准确的比例、明暗和颜色来表现它，并强调技巧和技法。

艺术治疗师兼艺术治疗领域的创立者之一道·琼斯（Don Jones）在他的自画像《谁，什么，哪里，怎么》（*Who, What, Where, How*）中准确地体现了"发自内心地画"的本质（见图1-1）。在画中，琼斯低头看着水塘，想象着自己的倒影，他闭着的眼睛强调了通过艺术和想象来了解自己的内在体验。

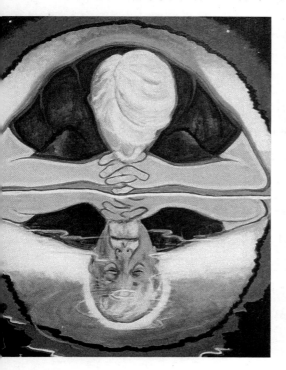

ⓝ 图1-1 治疗师道·琼斯的自画像
《谁，什么，哪里，怎么》

艺术治疗要求你探索内在体验——你的情感、观念和想象。虽然艺术治疗涉及学习能力或艺术技法，但首先强调的是形成和表达来自内心的图像，而不是人们在外面世界里看到的东西。虽然有些传统的艺术课程也会让你画出你的想象，但在艺术治疗中，由情感、意象、思想和观点构成的内在世界始终是首要的。

"治疗"这个词源自希腊语"therapeia"，意思是"留意"，这个词义从两个方面强调了艺术治疗的过程。一方面，在大多数情况下，专业人士会留意正在进行艺术创作的个体，他们的指导对治疗过程很关键。这种支持性的关系对引导艺术创作、帮助个体在这个过程中发现意义都是很有必要的。

留意的另一个重要方面是留意艺术创作的过程，给予艺术作品个人的意义，也就是说，为作品找到故事、描述或意义，而几乎没有什么治疗如此依赖于个体的积极参与。

艺术 + 治疗 = 过程 + 作品

尽管艺术治疗师提出了很多艺术治疗的定义，但大多数定义都可以被归入两大类。与第一类定义相关的看法是相信艺术创作具有内在的疗愈力量。这个观点认为艺术创作的过程具有治疗性，这个过程有时被称作治疗的艺术。艺术创作被视为以富有想象的、真诚而自发的方式表达自己的机会。经过一段时间后，这样的体验会促进自我实现，并且促进改变和情绪的修复。这个观点还说明创造过程本身就是一种改善健康、推动成长的体验。

第二类定义基于这样的观点：艺术创作就是用象征手法进行的沟通。这种方法通常被称为艺术心理治疗，它强调作品（即绘画和其他艺术表达），有助于交流问题、情绪和冲突。对于这种方法来说，心理治疗是必不可少的，艺术形象则有助于推动个体与治疗师之间的对话，有助于获得洞见。通过治疗性的引导和支持，艺术创作能让人获得新的理解和洞察。它有助于人们解决冲突和问题，形成新的认识，从而带来积极的改变、成长和疗愈。

在现实中，大多数治疗师都会不同程度地在实践中整合了作为治疗的艺术和艺术心理治疗。换言之，"艺术创作是具有治疗作用的过程"以及"艺术作品传递了与治疗相关的信息"这两个观点都很重要。根据治疗师自己的宗旨以及治疗对象的需求和目标，他们会对这两个方面有所侧重。

艺术治疗是解读吗

很多人猜测艺术治疗是否只是解读艺术表达的内容。有时，有人想让我分析他们的绘画，或者一位治疗师想知道我能否从一个孩子的画中分析出他是否受过虐待或创伤。图像是非文字的沟通形式，你当然会猜想它们是否包含着隐秘的意义，或者是否有可能解读它们的内容。很多参加艺术治疗的人也对发现他们画的意义很感兴趣。

人们之所以对解读艺术作品很好奇，一部分是因为评估人格的心理测试的影响。你可能知道罗夏克墨迹测验，或者听说过有时被心理医生用来辅助诊断的图画。既然艺术治疗涉及创作图像，人们自然也会想到为了评估或诊断而解读艺术作品。

从某种程度上说，艺术治疗师对绘画和其他类型的艺术作品的意义感兴趣，图像和符号的形式会吸引他们。研究者实施了大量研究，判断是否存在反复出现的符号、象征、艺术内容和绘画风格，这些都可以和情绪障碍、创伤、身体疾病或神经方面的问题联系起来。例如，艺术治疗师研究了什么内容会反复出现在被诊断为解离症、童年受过严重创伤的成年人的艺术表达中。很多治疗师研究过曼荼罗图画的象征性和结构特点，看图像、颜色与某些心理或身体疾病之间是否存在关联。心理学家、临床咨询师、艺术治疗师和其他人在研究什么样的简单人物图画能揭示人格、发展、创伤、神经症状等。这类工作更多地关注如何用艺术表达进行评估，而不是将其用于个人成长或自我理解。

虽然治疗中创作的艺术作品所蕴含的意义令人着迷，但大多数治疗师更感兴趣的是帮助创作艺术作品的人提出自己的解读。让人们反思自己的作品是艺术治疗过程中很重要的一部分，因为艺术表达中似乎有一些通用的象征物，但你的表达方式往往是非常个人化的。你把自己独特的背景引入艺术创作，包括之前的生活经历、文化影响和个人观点。创作艺术作品的个人体验同样会影响你如何用艺术的形式来表达自己的情感、思想和观点。这方面在艺术治疗中非常有帮助，因为创作艺术作品的人决定了作品所代表的意义。这些都是治疗过程的组成部分，就像艺术本身一样是很个人化的。

同样地，艺术形象的意义也是仁者见仁，智者见智。如果你和我看同一幅画，我们可能会看到不同的方面，会对这幅画做出完全不同的解读。比如，我看到某人在艺术治疗中创作的一幅画，如果不问这个人，我可能会赋予它我想要表达的意义。我们倾向于把自己的想法、印象、观点和情感投射到看见的形象上。最后，艺术表达的意义会随着时间而改变。也就是说，如果你在几个星期后再看某幅画，你会看到新的方面，产生新的反应。从解释绘画和雕塑的意义来看，艺术的魅力和神秘之处一部分就源于此。

艺术治疗为什么有效

虽然人们通过艺术作品可以对创作者有一定程度的了解，但艺术治疗的过程及其帮助人们成长、恢复和治愈的潜力也来自实际的创作。帮助人们理解自己的艺术表达是艺术治疗的一部分，但创作艺术作品的过程同样很重要。艺术治疗是一种具有特殊性质的康复、蜕变和自我探索的形式。

视觉思考

视觉思考就是我们通过图像组织情感、思维和认识的一种能力与倾向，从计划白天的事情到晚上睡觉时做梦，它涵盖我们所做的一切。我们经常用视觉参照来描述我们对日常生活中人和事的看法。大多数人都熟悉一句老话"一张图胜过千言万语"；或者熟悉有关颜色的俗语，比如"她嫉妒得发绿""我情绪低落"（blue 的本意是蓝色）或者"他透过玫瑰色的眼镜看世界"等。我们用形象化的描述来表示和描绘这个世界，我们进行形象化的思考，用图形来表达想法和情感。

现代心理学之父西格蒙德·弗洛伊德（Sigmund Freud）发现，人们主要以视觉形式体验梦、情感和思想。他的结论是：如果病人能把梦画出来，他们就会减轻无法描述梦境的挫败感。弗洛伊德还意识到艺术创作更接近无意识，因为我们的视觉感知早于语言表达能力。图像是我们最早期体验的一部分，我们在获得语言之前的很多思想都是图像形式的。即使成年后，虽然我们会通过声音或味道等感觉来记住事件、地点或人，但我们也可能在头脑里产生相关的画面。

我们都知道卡尔·荣格（Carl Jung）对梦和艺术中的视觉象征很感兴趣，他也注意到治疗中图像的重要性。他观察发现，把情绪或问题用象征手法表现出来，或者通过梦或艺术进行形象的表征，我们就会更清晰、更深刻地理解它，感受到蕴含其中的情绪。荣格的观点影响了心理治疗领域，心理治疗非常依赖于记忆和梦境中的图像及其与情感的联系，由此帮助人们克服情绪冲突和问题。

最近，研究者发现，创伤性经历常常会以图像的形式被记住。也就是说，当我们遭遇创伤性事件（比如暴力行为或大灾难）时，头脑会像照相机拍照片那样记录它们。这些记忆首先以图像的形式呈现出来似乎最自然不过了。视觉艺术为表达创伤性图像提供了独特的方式，并以没有威胁的方式将它们带入意识中。

尽管我帮助过成百上千名遭受过创伤的孩子和成年人，但有一个案例特别说明了严重的创伤如何以图像的形式进入患者的意识中，其历史甚至比能找到的描述它们的语言更早。几年前，一个名叫卡拉的年轻女人来找我，背包里装着她最近几个月画的画。卡拉说，她以前对绘画一点也不感兴趣，但她最近每天都特别想画画，有些画的内容来自她的梦和其他想象（见图1-2和图1-3），它们令她感到困扰。她认为，也许和一位艺术治疗师分享这些画有助于自己理解它们。她的大多数画显然包含着暴力和痛苦的场景，绘画风格很古怪。虽然其中一些画看起来像成年人的作品，但大多数画很容易被人误解为小孩的画。

在接下来的几个月里，我帮助卡拉判断这些画的意义，发现了她为什么有画这些画的强烈欲望。通过她的画和催眠治疗师的治疗，我们发现，卡拉小时候受过严重的虐待，现在患有分离性身份识别障碍（之前被称为多重人格障碍）。通过艺术表达，她发掘出自己受虐待的记忆，开始理解和整合被她解离的那些经历，也是令人痛苦到不愿提起的经历。卡拉通过艺术表达出的作品也成为我们分析她的多重人格

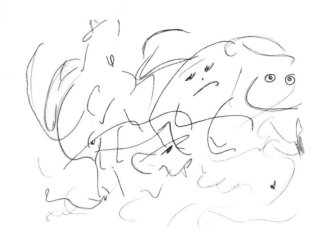

图 1-2　卡拉用铅笔和记号笔描绘的多重人格的画《我们的人格》

的方法。童年时，她的爸爸使她遭受严重的创伤，从而使她形成了多重人格。

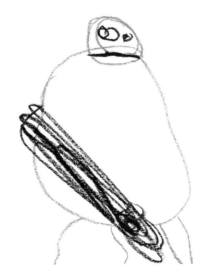

图 1-3　卡拉用蜡笔画的恶言恶行的父亲

视觉语言是我们不熟悉的一种沟通方式，因此不太可控。对卡拉来说，用艺术的形式可以让她安全地表达自己复杂、艰难的生活经历，而用语言和文字来表达反倒没那么容易。相比之下，有些人会用文字和语言来回避或掩饰真实情感的表达。非语言的沟通形式（比如艺术）是语言无法触及的情感与思想的窗口，而艺术创作这种性质为未知的、无意识的情绪和想法开辟了道路。

把无以言表的表达出来

我们曾经都有过无法用语言表达出来的情感和经历。在艺术治疗中，治疗师鼓励人们用绘画或其他艺术形式来表达无法言说的内容。在卡拉的案例中，创伤和虐待的记忆令人非常痛苦，她一开始只能通过绘画来表达。在她有意识地接纳童年的现实经历之前，她的画说出了自己的遭遇和经历。艺术的形式帮助她想起了童年的记忆，表达出了不那么显而易见或者语言无法触及的情感和想法。

艺术表达不是线性的过程，不需要遵守语言的规则，比如句法、语法、逻辑和正确的拼写，因此它可以同时表达很多复杂的事情。艺术治疗师哈里特·韦德森（Harriet Wadeson）将艺术表达称为艺术特殊的矩阵，即用形状、色彩和线条表达关系的能力。例如，我们可能很难解释家庭成员之间的关系，但一幅关于家庭成员之间关系的画可以轻松描绘出不同时间、不同地点和不同的关系，需要几段文字来表达的东西可以用一幅画轻松地表达。模棱两可、令人困惑甚至矛盾的因素也可以被画到一幅画里，因为艺术不同于语言，没有结构或组织的规则。艺术能够包容相互矛盾的因素，这使人们可以整合矛盾的情感和体验。艺术治疗对年幼的孩子特别有帮助，因为孩子的词汇不丰富，不能很好地描述自己的情感和经历，所以绘画对他们来说通常是很自然的表达方式。最近的研究发现，和只用交谈来表达危机或情绪化事件的孩子相比，通过绘画来表达的孩子能说出更多与经历相关的细节。2001 年"9·11"恐怖袭击后，孩子们渴望用绘画回忆自己所看到的，来表达他们的恐惧、担忧和对发生的事情的疑问（见图 1-4）。虽然很多孩子只是在电视上看到这些事件，并没有亲身经历世贸中心或五角大楼的恐怖袭击，但绘画使他们可以不借助语言来理解自己的体验。

感官体验

艺术创作是需要亲自动手的活动，它包括构建、整理、混合、触摸、塑形、粘贴、描画、装订、涂色等有形的体验。绘画和雕塑还是心理运动体验，也就是说，它们本质上是感官的，它们包括视觉、触觉、运动、声音和其他感觉，这取决于使用的媒介。小时候，我们通过感官学习——在纸上乱写乱画、玩耍、假扮。根据心理学家尤金·简德林（Eugene Gendlin）的观点，这些体验涉及"意感"（felt sense），即对环境、人或事件的身体感知。除了思考，意感是创造意义的一种方法，有助于我们理解周围的世界。

艺术创作的感官性为我们提供了深入了解情绪和想法的方法，这种方法比仅仅使用语言更容易。在遭受情绪创伤、丧失或被虐待的情况下，艺术创作使我们可以重新整合通过感官来表达的复杂情绪。艺术材料（比如黏土、石膏或颜料）的触感具有令人安慰和放松的性质，因此，艺术创作有助于情绪的修复和疗愈。

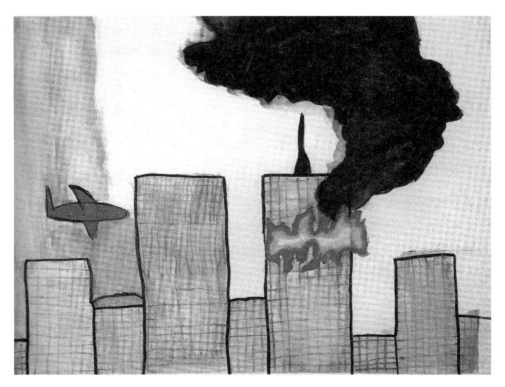

🎧　图 1-4　15 岁的瑞恩·斯威尼为 2001 年"9·11"恐怖袭击画的画

就像你将在第 7 章中读到的，艺术表达的感官性质不仅有助于减压，而且还有助于回想起并重塑创伤性记忆、悲痛和丧失的意感。

情绪释放

艺术治疗还有助于释放情绪。用心理学的术语来说，这被称为宣泄。"Catharsis"这个词的本义是"清除"或"净化"，在治疗中，它指的是表达和发泄强烈的情绪，从而获得宽慰。绘画、雕塑或其他艺术形式具有宣泄的作用，能够缓解令人痛苦或令人烦恼的情感。对很多人来说，把他们的想法、体验和情绪注入艺术作品中会产生积极的影响；而对另外一些人来说，谈一谈他们在画中描绘的内容（尤其是创伤性的经历或情感）会起到宣泄的作用。

艺术创作的过程会让人们产生放松的生理反应，还会改变心情，从而缓解情绪压力。例如，创意活动能增加大脑中的血清素水平，血清素是和抑郁症有关的化学物质。有些人把艺术创作看成一种冥想的形式，并且通过艺术表达获得内心的平和与宁静。绘画或雕塑黏土具有重复性和自我安慰性，这会引发"放松反应"，即心率和呼吸频率降低。

创作作品

艾伦·迪萨纳亚克（Ellen Dissanayake）在《艺术的慰藉》（*What Is Art For?*）一书中指出，艺术创作和我们天生对手工制作、对制作独特的东西感兴趣有关。在整个人类的历史上，艺术作品一直被用作装饰，艺术创作是一种"创造独特"的方法，是人类真实的癖性和需求。有些人通过绘画或雕塑创造出独特的事物；有些人为重要的场合穿特殊的衣服，或者为了纪念某个事件做特殊的饭菜。这些都是"创造独特"的视觉方法，并且对人类行为来说非常重要。

艺术治疗是少数你在治疗中会创造有形产物的疗法之一。它提供了创造能够持久的事物的机会，这些事物记录了意义、经历和情感。这种持久性事物具有的独特好处在于以具体的形式记录了人们的想法和感知，因此既可以在日后回顾，还可以和其他意象进行比较。通过审视在几周或几个月里创作的艺术表达作品，人们可以看到创作者的思想、情感、事件和主题在一段时间里的改变和模式。

艺术治疗的两个基本方面是创作过程和象征化的沟通，但其他几个方面也被认为具有治疗作用。从最简单的意义上来看，艺术创作可以培养自尊心，鼓励冒险和尝试，让人学会新技能，使生活变得丰富多彩。虽然这个维度的艺术治疗好像仅仅是一种娱乐，但创作的过程——用双手创造并意识到自己可以做出独特的事物，无疑具有治疗的作用。此外，用双手和想象力进行创作具有个人意义和真实性。艺术创作会触及自我的很多方面，它会带来像孩子画画时那样的积极体验，完成艺术作品还能带来自豪感和成就感。

艺术创作能够提升生活质量

历史告诉我们，承受巨大压力的个体会把艺术创作作为其表达和转化内在冲突的方法，梵高和其他著名视觉艺术大师的作品证明了这种需求。在整个人类历史进程中，艺术家用艺术的形式来探索人类的痛苦，为情绪的挣扎寻找意义，寻求超脱。

心理学家亚伯拉罕·马斯洛（Abraham Maslow）提出，当基本的需求——食物、住所和安全得到满足后，人们会有强烈的自我表达的愿望。即使在基本需求得不到满足的情况下，有些人依然会努力通过艺术的形式来表达自我。虽然 20 世纪 90 年代的萨拉热窝饱受战火的摧残，但人们依然坚持用艺术的形式来表达自我。他们举办音乐会，保留了管弦乐队和合唱队，把曾经被毁的剧院变成展示空间，展示用这座城市被破坏后的废弃材料做成的艺术品。这说明人类通过艺术的形式来表达自我是一种非常强烈的需求。

艺术有助于我们表达恐惧、焦虑和其他令人感到压力的情绪，同时它也能触及灵魂。虽然与家庭、工作和生活相关的其他部分能让我们感到充实，但艺术创作有助于我们表达或接触到其他活动和互动无法表达或触及的自我。萨拉热窝人民的故事令人感动，说明即使在基本需求得不到满足、没有安全的环境、周围建筑一片残破与荒凉的情况下，艺术创作也能帮助我们超越日常生活的范畴，带来整体和个人的满足感。

艺术治疗师布鲁斯·穆恩（Bruce Moon）认为艺术创作具有存在主义的意义，它有助于我们理解这个似乎充满了乏味、不良关系、虐待、成瘾和无目的的世界。从这个意义上看，艺术创作有助于人们克服空虚感，避免迷失内心。通过艺术创作和运用想象，我们能够缓解恐惧、焦虑和抑郁，发现生活中新的意义。

心理学家罗洛·梅（Rollo May）指出，优雅、和谐、美丽和平衡是视觉艺术的一部分性质。他说，艺术创作使人超脱，使人可以通过视觉表达来想象新的可能性，以新的方式感受自己。创作的过程有助于个性化，也是实现个人潜能的过程，并且为成长和改变提供了机会。

最后，艺术创作是令人愉快的活动，它使人充满活力，给人带来快乐。在艺术创作期间，人们通常更活泼、更顽皮；在创作完成后，人们会更愿意与他人交谈。艺术创作被认为能使人变得更有灵活性，有助于自我实现，发掘出富有创意的解决问题的方法，开发直觉。通过艺术创作，人们还可以实验新的观点、新的表达方法和新的理解方法。找到快乐、玩耍、创造和沟通的意义对人们的心理、身体和精神健康都非常有必要，而艺术创作正好能够提供这些体验。

创造关系

最后，虽然自己进行艺术创作会带来放松感、充实感和自我修复感，但艺术治疗的效果依赖于创作者与治疗师之间的关系。在各种形式的治疗中，引导者或见证者都在治疗和恢复中起到核心的作用。客户与治疗师真诚的关系，以及完成了令人满意的作品，这些都能提升艺术治疗的潜在效力。在治疗过程中，治疗师为客户的艺术探索提供了支持性的指导，帮助他们审视了艺术形象具有的内容和意义，对创作者的创意表达做出富有同理心的回应。对很多人来说，在专业人员的帮助下进行自我表达是一段很重要的经历，因为治疗师的鼓励、接纳和积极的肯定能够促成个人成长，提高个体的自尊。

正如你将在第 9 章中读到的，在团体中进行艺术创作强调的是以独特的方式探索与他人的关系。如果你参加过艺术课程，可能就会发现他人的存在会激发新颖的想法和创意，彼此间必然会进行交流和互动。在团体中绘画或构建时，你可以看到别人的作品，得到对你的作品的反馈，感受到创作者群体的力量。艺术治疗师肖恩·麦克尼夫（Shaun McNiff）认为，人们与他人一起或在团体中进行艺术创作，可以通过分享自己的艺术作品来影响和激发他人的创作潜力，实现个人的蜕变。

人人都可以创作艺术作品

关于艺术治疗存在一个常见的误解，那就是要想从艺术治疗中获益，你需要有艺术天赋。有些人担心如果自己创作不出合格的艺术作品，治疗就没有效果，或者算是某种意义上的失败。然而，艺术治疗中的艺术创作并不需要你受过艺术训练。无论什么年龄或具有何种能力，绘画和其他各种形式的艺术创作几乎是每个人都可以轻易使用的表达方法。艺术创作也是一种规范化的体验，也就是说，每个人都有能力通过艺术创作发挥创造力。

艺术治疗的宗旨认为所有的艺术表达都是可以接受的。艺术治疗的目的并不是要创作出伟大的艺术作品。但是人们依然会问我，他们所做的算不算艺术治疗？他们是在进行艺术创作，还是在通过绘画等形式接受治疗？想对"艺术"下定义几乎是不可能的事情。很久以来，学者、艺术家和艺术历史学家一直在思考"什么是艺术"，他们始终没有达成共识。有人认为，艺术治疗中创作的作品不算艺术作品，因为那不是为了纯艺术而进行的创作。然而，在艺术史上，作为纯艺术或装饰而创作的艺术作品和为了表达艺术家内心世界而创作的艺术作品之间存在着重合。

或许不是每个人都能创作出"杰出的"艺术作品，但大多数人都可以发挥创造力，从艺术创作中获得满足感。一些认为自己并非艺术家的人尽管缺乏相关训练，但他们常常会发现，艺术创作是一种令人充实的体验。知道这个事实对你会很有帮助。伊丽莎白·莱顿（Elizabeth Layton）就是这样的人，她也被称为莱顿奶奶。她从来不认为自己是艺术家，为了治疗自己30多年的躁郁症，她无意中开始画画。莱顿说，使用电击疗法、锂和心理疗法都无法长期缓解她的症状。1976年，在她67岁时，儿子离开人世，之后她接受了妹妹的建议，报名参加了附近大学的绘画班。当时，她学习的唯一的课程就是轮廓素描。轮廓素描就是用线条画出看到的物体或人，而不是临摹别人的画。因此，这些画往往看起来很扭曲，但却表现出了丰富的人格特点和细节。

莱顿在画轮廓素描之前没有进行过艺术创作。老师告诉她，如果她不知道画什么，可以画自己。莱顿采纳了这个建议，画了一系列描绘自己衰老的身体的画作，她画出了每一条皱纹、每一个老年斑（见图1-5）。不过，她的作品里出现了其他一些想法：关注社会对待老年人的方式、她自己与老化的抗争，以及她的抑郁症、丧子之痛（见图1-6）。她用绘画来直面表达自己的思想、情感和认识，渐渐感到自己的抑郁症减轻了。

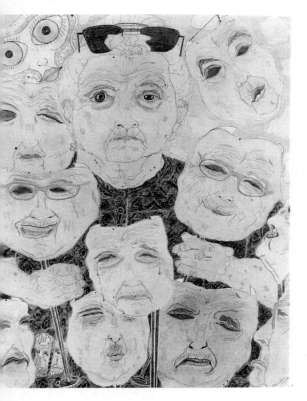

🎧　图1-5　伊丽莎白·莱顿的铅笔和蜡笔画《面具》

＊莱顿是这样解释这幅作品的："我想到的是一生中经历的所有的情绪。人脸上的每一块肌肉会对每一种情绪做出反应。比如，你现在很开心，戴上开心的面具，这会在肌肉上形成某种程度的压痕。我认为，正是你的情绪造成了脸上的线条和皱纹。"

莱顿奶奶认为轮廓素描改变了她的生活，减轻了她的病症。后来，她总结说，让她康复的不只是绘画的过程，还有发现每幅画的意义。就像艺术家常常会思考自己绘画的内容一样，莱顿通过绘画获得了自我理解。绘画有助于她宣泄强烈的痛苦，而为自己的画写评注有助于她发现其中的意义，放下一直困扰她的体验和情感。

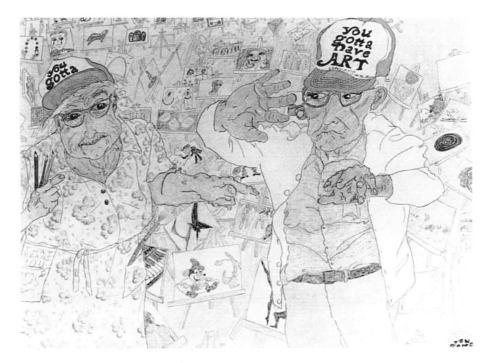

🎧 图 1-6　伊丽莎白·莱顿的铅笔和蜡笔画《你需要艺术》

莱顿奶奶开始分享自己更多的人生故事，她不只通过绘画，还和艺术家唐·兰伯特（Don Lambert）、艺术治疗师罗伯特·阿尔特（Robert Ault）合作。莱顿和他们进行交流后，加深了对自己的作品和情绪治疗的理解。从此之后，她的绘画作品受到了美国和世界其他地方的人们的赞赏。

> *"绘画让我受益良多，我希望每个人都试一试。如果你厌倦了我的说教，那就像格伦一样，躲起来吧。我的妹妹卡洛琳一直劝我尝试艺术创作，就像她的丈夫劝她画画一样。女儿凯甚至给我带来了艺术作业——鞋盒里的儿童电影屏幕，配有童谣。所以，我战战兢兢地步入了艺术的世界中，报了基础绘画课，结果发现了新大陆！"

莱顿从未出售过她的画，她担心如果这样做绘画的魔力会消失。她把 1000 多幅画送给了家人、朋友和慈善机构。莱顿的作品说明了创作在人的一生中的重要性，为了解决情感困扰，无论是通过绘画还是其他方式，你需要把它们表达出来。

艺术是一种认知方式

对莱顿来说，绘画不只是一种用来交流难以言表的内容的交流方式，还是一种认识真实自我的方式。通过绘画，她表达出了深切的悲痛和丧失感，理解了自己 30 多年来情感上的痛苦和抑郁。莱顿认为，艺术创作帮助自己发现和创造了人生的意义。

帕特·艾伦（Pat Allen）在《从创作开始》（*Art Is a Way of Knowing*）一书中写道，艺术创作不仅让我们懂得怎样才算是人、怎样才算活着，而且艺术创作也是让我们了解真实想法的一种方法。在绘画过程中，我们开始探索自己的信念。我们会发现痛苦、抑郁的原因，或者会发现快乐之源和创意潜能。艺术必然会从所有维度上来讲述我们自己的故事：情感、思想、经历、价值观和信念。在通过艺术创作表现它们的过程中，我们可以从新的视角来了解自己，也有机会改变那种视角。

艺术 + 治疗 = 有效的疗愈

就像大多数艺术治疗师一样，我对艺术治疗的定义和原理有自己的看法。这个定义是之前提到的观点的综合。作为艺术治疗师，我认为我的任务是帮助人们通过艺术创作探索自我，真诚地表达自我。通过这个过程，人们可以从强烈的情绪、严重的危机或创伤中解脱出来。通过富有创造力的表达，他们会更深刻地认识自己，提升幸福感，丰富日常生活，或者实现个人蜕变。我认识到，艺术能够扩展自我理解，提供其他方法无法提供的洞见，扩大沟通能力。我认为，艺术表达也是通过形象以及依附于这些形象的故事来传递的个人叙述，而在形象中发现个人意义往往是艺术治疗过程的一部分。对有些人来说，这是艺术表达最有力的治疗性质之一。它既是一种了解自我的有效方法，也是一种强大的治疗形式。

在接下来的各章中，你将有机会了解艺术治疗如何发挥作用，通过艺术创作亲身感受它的一些独特性质。不过，你首先要了解艺术治疗源自哪里，为什么它会成为一种改善健康、改善情绪和发现个人意义的重要形式。

第 2 章

艺术治疗的过去与当下

艺术是内在世界与外在世界的汇聚地。

埃莉诺·乌尔曼（Elinor Ulman）

《艺术治疗的理论与实践》（*Art Therapy in Theory and Practice*）的作者

　　当你对艺术治疗有了一些了解后，你可能想知道它的渊源。艺术治疗是一个比较新的领域，它受到很多相关领域的影响，包括艺术、艺术史、人类学、心理学和精神病学。它出现于 20 世纪，是很多特殊事件造成的结果。艺术治疗具有视觉艺术和心理学的基础，因此它的发展受到了古代和现代的很多影响。自 20 世纪50 年代以来，人们对它的兴趣越来越大。

艺术：古代的治疗物

　　就像其他很多治疗形式一样，艺术治疗起源于很古老的时候。从古代时起，艺术就在健康方面发挥着作用，象征性表达是治疗仪式的重要组成部分。艺术创作是人的基本需求，就像语言、性爱、社交和攻击性一样自然。

　　早期的文字（比如埃及的象形文字）常常会使用物体的图形，比如动物和鸟。苏美尔人的楔形文字、玛雅文字、古代和现代的中国汉字也是如此。

　　至少从公元前 20000 年开始，人类创作符号和图形不再只是为了装饰，也是为了施放魔法。最早创作图形的是石器时代的人，他们用原始的工具在洞穴壁上勾画出形体和图案。他们一心想避免环境、动物和未知力量的伤害，不仅创造了工具、容身之所，还创造了图像。这些早期的人类很可能先通过绘画"捕捉"猎物，确保自己能狩猎成功。欧洲这类最著名的绘画均画在洞穴深处，这说明它们有着除装饰以外的目的，或许它们出于神圣的目的被用于仪式，而不只是被用于装饰。

人类一直以来都会出于神圣的目的而创作艺术作品，避免邪恶和伤害，表达和控制强烈的情绪（比如恐惧和焦虑），并为即将到来的活动（比如狩猎）做准备。例如，古埃及人会在盛放木乃伊的箱子上画上保护符号，这样木乃伊就不会被破坏。公元前 2000 年，赫梯人在魔法仪式中会使用各种颜色的羊毛。在很多文化中，制作和佩戴面具被认为具有自我保护和祈求特殊力量的重要作用。在一些非洲社会中，面具被认为能召唤祖先、抵御危险、帮助佩戴者获得动物和神灵的身份。

在当代文化和文字出现前的社会中，艺术作品被用于治疗疾病，带来身心的慰藉。例如纳瓦霍人将歌曲、舞蹈和沙画融合在一起，用特定的图案治疗特定的疾病。中国的藏族也会在曼荼罗中使用沙画，用于祈祷、治疗和缓解痛苦。这两个例子的核心要素是视觉象征性，一部分目的是为了改变和疗愈。人类相信艺术作品有魔力，能创造改变或改变人和环境。这就是艺术作品被认为具有治疗性的原因之一。

艺术作品虽然包含保护、魔法、自我保护、预防性药物、身心疗愈等目的，但古代和当代文化创造的艺术形象同样也很吸引人，因为它们在意义和形式上是类似的。世界上不同地区的文化中出现了类似的符号和形态，这说明象征符号具有共同的意义。例如，在西班牙、意大利、澳大利亚、印度尼西亚等地都发现了同心圆。其他形状和图形（比如螺旋、迷宫一样的线条、带有垂线的圆形）也反复出现在彼此没有交流的不同文化和社会的艺术与设计中。这些事件突显了人类在艺术视觉语言和用艺术表达普遍概念上的共通性。

艺术与心理疾病

尽管艺术治疗的一部分特征来自古代以及艺术的传统应用，但近期的事件也对它有影响，尤其是现代精神病学的出现。20 世纪早期，精神病学对意象、人类情绪和无意识之间的联系变得越来越感兴趣，这使人们开始相信艺术表达提供了体现内心世界性质的有形证据。1901 年，法国精神病学家马塞尔·雷亚（Marcel Reja）注意到病人的绘画和儿童、菜鸟艺术家的绘画具有相似性。早在 1912 年，欧洲精神病医生埃米尔·克雷佩林（Emil Kraepelin）和卡尔·贾斯珀斯（Karl Jaspers）就发现，病人的画有助于研究者们理解精神病理学。然而，心灵与视觉表达之间的关系大门一直锁着，直到弗洛伊德提出了他的潜意识理论，写了有关梦中意象的书。弗洛伊德注意到，他的病人经常说自己能把梦画出来，但却无法用语言描述梦境。这一发现引发并最终证实了这样的想法，即艺术表达是理解人类内在精神世界的途径。弗洛伊德还在其临床工作中加入了艺术创作的概念，并从对文学和视觉艺术的研究中引申出他的理论。

后来，荣格提出了集体无意识的概念，因为存在着跨文化的符号和通过艺术作品、神话世代相传的原型。荣格对艺术创作很感兴趣，他不断创作绘画和雕刻作品，用视觉艺术来记录和探索自己的梦。荣格意识到，艺术创作提供了认识情感和获得自我理解的方法，他把无意识心理看作幸福和蜕变的源泉。荣格渐渐相信，我们应该将充满情绪的意象引入意识，因为如果它们一直被压抑在潜意识中，一定会对行为产生消极影响。他感到梦、记忆、故事和艺术能引出隐藏在潜意识中的意象。

荣格对艺术作品表达的心理意义和应用特别感兴趣，尤其是对曼荼罗（也被称为有魔力的圆圈）图画、他自己的以及病人的绘画。与弗洛伊德不同，荣格经常鼓励病人画出自己的梦。他说："画出眼前的事物不同于画出内心的事物。"荣格显然知道图像与心灵的联系，通过他对原型、对视觉艺术固有的普遍性的研究，他奠定了理解意象中象征意义的基础。

　　弗洛伊德和荣格对艺术和梦境中意象的解释吸引了精神病学界，使精神分析专业研究者对艺术表达产生了兴趣，他们对无意识过程的解释还为在精神分析中使用艺术表达和梦境提供了基础。借助弗洛伊德和荣格的著述，精神治疗师开始意识到使用语言是不够的，无论是以艺术形式还是以梦境形式呈现的意象都能提供语言无法提供的信息。通过图像进行的表达具有象征性，这种观念逐渐被确立下来之后，人们越来越关注理解和发现病人表达的意象的意义，认为由此可以了解其潜意识的或被压抑的想法和情绪。

　　大约在 19 世纪末 20 世纪初，人们对精神病患者的艺术作品越来越感兴趣。1872 年，备受尊敬的法国精神病医生安布鲁瓦兹·塔迪厄（Ambroise Tardieu）出版了一本有关心理疾病的书，其中简要概括了他认为的精神病患者的艺术作品的特点。1876 年—1888 年，法国精神病医生保罗-麦克斯·西蒙（Paul-Max Simon）发表了对精神病患者的绘画进行的更全面的系列研究。西蒙被称为"艺术与精神病学之父"，他是最早大量收集精神病患者的绘画作品的精神病医生之一。他因其有关绘画在诊断上的应用而广受赞誉，他相信精神病患者的症状和其艺术作品的内容有关。

　　20 世纪 20 年代，由艺术史学家转行的精神病医生汉斯·普林茨霍恩（Hans Prinzhorn）开始向德国、瑞士、意大利、奥地利和荷兰的医生、医院索取病人的绘画和雕塑作品。他收集了 500 多名病人的 5000 件作品，这些作品成为他撰写《精神病患者的艺术性》（*Artistry of the Mentally Ill*）一书和奠定当代局外人艺术现象的基础（见图 2-1）。普林茨霍恩感兴趣的不是研究这些病人的精神病理学，而是他们的创作过程和创作的视觉形式。他相信人类的基本内驱力是自我表达和沟通，其中包括玩耍、装饰、象征和用视觉形式表现想法的需求。普林茨霍恩认为艺术创作的过程对所有人来说都是最基本的，无论有没有心理疾病，艺术创作都是实现心理整合与健康的自然途径。他坚持认为艺术创作是一种"人所共有的创造欲望"，即使是病人也可以通过艺术创作来表达自我。

普林茨霍恩的观点和荣格有关原型、集体无意识的观点是一致的。虽然他接受无意识心理的概念，但并不认为艺术作品可以被转换为临床分析。他认为艺术创作是精神病患者自我发现的一种方法，甚至是获得心理健康的途径。

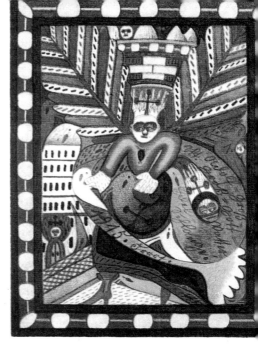

图 2-1　普林茨霍恩收集的画作之一

大约在普林茨霍恩开始收集精神病患者的艺术作品的同一时期，瑞士精神病医生沃尔特·摩根泰勒（Walter Morgenthaler）出版了一本关于阿道夫·沃尔夫利（Adolph Wolfli）的艺术作品的书。沃尔夫利患有精神分裂症，他被关在精神病院 30 多年，并在那里创作了很多绘画作品。这些作品以其细节、复杂性和色彩而闻名（见图 2-2）。就像普林茨霍恩的艺术家们一样，沃尔夫利没有接受过正式的绘画训练，只是用有限的材料进行自发的创作。

艺术史学家、精神病学家、心理健康专业人士、艺术治疗师和艺术家对艺术表达的精神病理学的兴趣持续至今，他们对精神病患者的艺术作品始终充满了兴趣。这些人大多数没有接受过正式的训练，而是自发地创作出独特风格与内容的作品。他们的作品通常非常美丽，其中的纯真和拙朴深受一些艺术家和艺术史学家的赞赏。

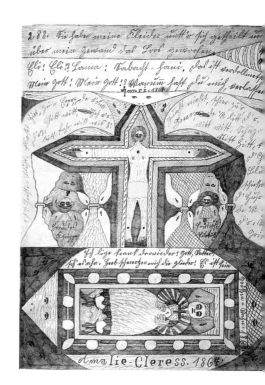

图 2-2　阿道夫·沃尔夫利的画

艺术与诊断

人们对精神病患者的艺术作品的意义的兴趣，促使他们想用绘画和意象来诊断、评估心理疾病。投射测验就是设计出一些标志任务，用其对正常行为和不正常行为进行比较。"投射"指的是对其他人的情感或感知进行归因的倾向。达芬奇观察同伴往墙上扔海绵形成的颜料点，因此被认为无意中创造了最早的投射测验。他写道："从一个颜料点中可以看到各种体验，只要人们想从中发现它们——人的头部、各种动物、战争、悬崖、大海、云、森林或其他东西。"

20 世纪 20 年代早期，罗夏墨迹测验最初发表于欧洲，很快便传入美国。这个测验由一系列墨点组成，目的是引发观看者的联想和情感。它用创造者赫尔曼·罗夏（Hermann Rorschach）的名字命名，他相信个体的人格与其对墨点形状、颜色的看法有关。在罗夏墨迹测验中有 10 个颜色、形态各不相同的墨点，每次按照既定的顺序给观看者呈现一个墨点，并且要求观看者描述自己在卡片上看到的墨点。这个测验最初被用作一种自由联想，而心理学家或精神病医生对联想进行了解释。如今，罗夏测验虽然被认为不可靠，但它体现了早期人们通过艺术表达和意象来理解和解释潜意识心理的趋势。

另外，人们还开始研究绘画中的心理疾病迹象。1906 年，德国精神病专家弗里茨·莫尔（Fritz Mohr）描述了最早用于心理学的绘画测试。1926 年，弗洛伦斯·古迪纳夫（Florence Goodenough）设计了一个儿童绘画测验，通过画一个人时所画的细节数量来评估智商。古迪纳夫和当时的其他研究者意识到画人测验不仅能测量智商，还能揭示人格特征。20 世纪 40 年代，还出现了其他通过绘画评估人格的测验。从那时起，儿童和成人的绘画被认为代表了绘画者的情绪状态和内心状态。尽管这一观点并没有得到相关研究的一致支持，但是，人们对用绘画来评估人格的兴趣一直持续至今。

艺术家与心理学

虽然艺术家一直在探寻他们作品的意义，探索创作的疗愈力量和应对作用，但 20 世纪早期精神病学和心理学的出现还是对很多艺术家的作品产生了巨大的影响。弗洛伊德的潜意识概念变得重要起来，潜意识被认为是意识无法触及的那部分心理状态，口误、解离行为和做梦等行为都会透露出潜意识。

超现实主义是 20 世纪的一种绘画风格，它受到弗洛伊德学派心理学的影响，其基础理念是意象来自潜意识。超现实主义者也对梦中的意象感兴趣。他们相信梦中包含着可以被解释的意义，这是弗洛伊德提出的理念。萨尔瓦多·达利（Salvador Dalí）和马克斯·恩斯特（Max Ernst）等艺术家的作品中包含着象征性的图像。超现实主义者想创作出包含异想天开的或令人震惊的内容的艺术，这些艺术作品类似梦中的景象，他们强调超越复制现实，强调解释个体的内心世界。

无意识绘画这类方法令胡安·米罗（Joan Miró）等艺术家很感兴趣。这些艺术家相信，通过自发或无意识的绘画，他们可以触及并表达无意识心理。后来，艺术家杰克逊·波洛克（Jackson Pollock，在他绘制著名的"滴色"画时，他正在接受精神分析）运用所谓的精神自动作用的绘画法，在画布上表达自己的内在想法。这种方法涉及从潜意识心理中产生意象，以不受约束的方式画出来。就像很多同时代的人一样，波洛克相信无意识在自己的绘画中发挥着主要作用。

一场名叫表现主义的艺术运动强调刻画情绪，还强调探索艺术家的内心世界。保罗·高更（Paul Gauguin）和文森特·梵高（Vincent van Gogh）的大多数作品明显属于表现主义，因为它们的色彩和笔触饱含情绪。20 世纪早期，瓦西里·康定斯基（Wassily Kandinsky）和其他画家用抽象的形态和纯色来表达情感，激发观看者的情绪反应。康定斯基通过大胆、随性地使用色彩、线条和形状，探索了心理与精神主题。他认为自己的作品反映了潜意识思维的自由流动。

对康定斯基、其他表现主义艺术家和超现实主义画家来说，艺术源自类似自由联想的心理过程的自发性。与此同时，弗洛伊德探索在临床上使用自由联想（允许意识在想法间自由流动，没有意图，不进行审查）来理解无意识心理和人的行为。当精神病医生试图搞明白心理的内在运作方式时，艺术家们也开始用内在来寻找艺术形象。

其他艺术家则探索了"非艺术家"的自发性，比如孩子和精神病患者。让·杜布菲（Jean Dubuffet）是很多从事原生艺术的艺术家之一。他受到普林茨霍恩和摩根泰勒收集的作品的影响，开始基于儿童和精神病患者的作品进行创作。普林茨霍恩和摩根泰勒认为精神病患者的艺术作品体现了人类的创作本能，而杜布菲认为它们是独特、新颖的艺术作品，并且珍视其中体现的自发性。

人们始终对未经训练的艺术家的独特而具有才华的作品很着迷，艺术家、艺术史学家和评论家开始重视所谓的局外人艺术。局外人艺术的概念很重要，因为其承认艺术创造力是一种超越了身体残疾或不良环境的人类共有的体验。对局外人艺术的承认为精神病人和被社会边缘化的人（比如囚犯、残疾人和老人）进一步探索艺术表达搭设了舞台。

艺术家、创造性与疯狂

如果你上过艺术史的课程或者读过艺术家的传记，你会奇怪为什么很多富有创造力的人似乎都是情感饱受折磨或者心理很复杂的人。创造力与疯狂之间的关系存在着一些问题。柏拉图认为神赋予了艺术家"神圣的疯狂"，这暗示着他对创造力有着更积极的看法，把它看作一种个人品质、才能或天赋。而其他人则从不同的角度来看待艺术创作过程、视觉艺术与精神健康之间的关系。

确实，很多伟大的艺术家、作曲家和作家都患有精神疾病。研究者凯·雷德菲尔德·贾米森（Kay Redfield Jamison）在《疯狂天才》（*Touched with Fire*）一书中根据精神病学现代的诊断标准证实了这一点。躁郁症会引起活跃度、情绪、行为和思维方式的周期性剧烈变化。抑郁症会引起悲伤、缺乏活力、冷漠、无望，有时还会引发自杀的念头。根据贾米森的描述，最近的研究显示，在艺术家（视觉艺术家、作家、诗人和作曲家）中，符合躁郁症或重性抑郁症诊断标准的人占有很大比例。她写道，这些精神疾病有时会提升或有助于一些人的创造力。

一位可能患有情绪障碍的著名艺术家就是梵高。梵高的家人也患有抑郁症和躁郁症。他的弟弟提奥（Theo）患有抑郁症；他最小的弟弟科尼利厄斯（Cornelius）据说自杀了；他的妹妹威赫尔米娜（Wihelmina）患有精神病，可能是精神分裂症。

一位传记作家写道，梵高小时候患有抑郁症，这种症状一直持续到梵高成年。但是他认为，抑郁症带来的悲伤和内在的混乱为梵高提供了创造力。梵高也有躁狂的一面。在做艺术家的 8 年里，他大约创作了 800 幅作品，其中有 400 幅都是在他生命的最后一年中创作的。

虽然梵高看起来患有躁郁症，但医生对他的病症诊断却超过 100 种，其中包括精神分裂、大脑肿瘤、癫痫、梅毒、苦艾酒中毒和可能造成躁郁症的成瘾。梵高说自己有幻听，曾经暂时失去意识，有时有攻击性行为，有时会对时间、地点丧失认识能力。他几次试图通过吞下有毒的颜料和松节油来自杀。

多年来，人们对梵高的绘画风格和绘制的形象存在着推测，并猜测着这些和他的行为、抑郁症之间的联系。通过历史记载和梵高自己的记述，我们可以清楚地知道他饱受情感的折磨。艺术史学家和精神病医生认为梵高打旋的笔触暗示着他躁狂发作。这位艺术家在其生命的最后一个夏天里的信中写道："我在画不安的天空下一望无际的麦田，我毫不犹豫地表达着悲伤和极度的孤寂。"梵高的最后一幅画《麦田鸦群》（*Wheat Field with Crows*，如图 2-3 所示）描绘了暗沉的天空、狂暴的天气、一大群黑色的乌鸦，这些都常常被认为可能预示着他纷乱的情绪状

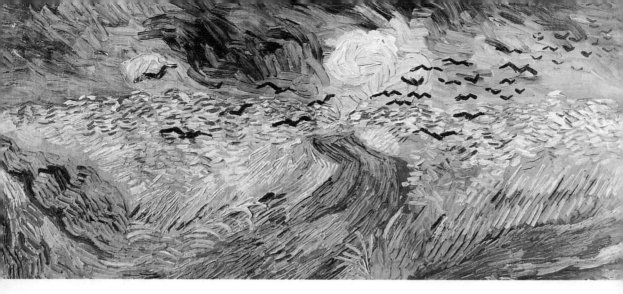

🎧 图 2-3　文森特·梵高的画作《麦田鸦群》

态和即将实施的自杀行为。

　　梵高和其他艺术家的例子吸引了那些对艺术与疾病之间的关系感兴趣的人，他们提出艺术表达如何反映心理或精神痛苦等问题。有人猜测，心理和精神痛苦或许能促使一些人进行艺术创作。其中一些被认为是世界上最伟大的艺术作品均出自精神痛苦者之手，比如梵高的作品。很多艺术家认为不幸是灵感的源泉，是他们艺术创作的驱动力。

　　但是创造力不总是情感混乱造成的结果。心理学家罗洛·梅在《创造的勇气》（*The Courage to Create*）一书中写道："不应该只把创造的过程作为疾病的产物来探索，创造的过程应该代表非常健康的情绪，是正常人实现自我时的表达。"梅还写道，富有创造力的人的特殊之处在于，他们能把精神痛苦转化到富有创造力的作品中。

　　患有精神病是否使人变得更有创造力？虽然人们并不确定这种联系的证据，但患有情感障碍（比如抑郁症）的艺术家经常称，他们的疾病不仅造成了心理混乱，还成了其灵感和创意思维的源泉。创作确实帮助一些人改变了冲突，缓解了精神痛苦，并对个人的危机、痛苦和心理混乱进行了探索。

虽然有些学者把创造力、艺术天赋和疯狂、情感障碍联系起来，但很多人发现艺术创作将他们从精神疾病和狂乱中拯救出来。创作对他们来说是应对焦虑、抑郁和令人不安的情绪的方法，而不是心理问题造成的结果。

艺术治疗：谁的时代到来了

20 世纪出现了精神分析，艺术家们开始对自发的、象征性的图像感兴趣，而精神病学界开始对精神病人创作的艺术作品感兴趣，投射测验开始出现。就像那个时期的大多数疗法一样，艺术治疗源自精神分析运动，人们相信可以从病人的艺术表达和梦境中推导出象征性的内容。到了 20 世纪中期，人们越发相信艺术创作的过程能促进恢复、改变和成长。人们对意象作为潜意识的表征以及创作过程的治疗潜力越来越感兴趣，这为艺术治疗领域的出现开启了大门。

还有其他一些重要事件为艺术治疗铺平了道路。1950 年后，新的疗法大量出现，人们对新疗法的接受程度大大提高。有些疗法源自 19 世纪的美国和欧洲，当时人们开始对精神病人进行更人道的治疗，将其称为道德治疗。道德治疗包括把病人送到乡村别墅，他们在那里会得到特别关注，接受职业培训或从事艺术创作（包括绘画）等。这种治疗方式只持续了几年，但它在 20 世纪再次出现，这次它被称为环境疗法。医院、诊所和康复中心不仅引入了视觉艺术，还在"谈话疗法"中引入了音乐、运动和创意写作。艺术开始和传统的治疗相结合，被用于帮助病人辨识、理解自己的情感、想法和体验。

因此，艺术治疗本身（不只是绘画，还有音乐、舞蹈 / 运动、戏剧和诗歌）开始成为一个研究领域，越来越被人所承认，并成为住院病人的一个治疗选择。艺术治疗领域出现了，并引起了美国医疗机构的注意，它也在精神病学、心理学、教育和艺术领域中得到了重视。尽管艺术治疗的开始涉及很多人，很多人都发现艺术创作具有治疗作用，但艺术治疗在美国的兴起主要归功于两个人。

20 世纪 40 年代，玛格丽特·南伯格（Margaret Naumburg）开始把艺术作为一种治疗形式。南伯格被认为是最早把艺术治疗当作一种独特的心理治疗形式的人之一。她认为艺术表达是展示潜意识意象的一种方法，这与 20 世纪早期占主导的精神分析的观点是一致的。不过她比弗洛伊德走得更远，她让来访者画出他们的梦和意象，而不只是说出来。在南伯格看来，艺术治疗的主要价值在于真实的表达和沟通。她认为，来访者创作的形象是一种象征性的言语。

20 世纪 50 年代，艺术治疗师伊迪丝·克拉玛（Edith Kramer）提出艺术创作之所以具有治疗潜力，是因为创作活动能够激活某种心理过程。克拉玛强调创作不仅是视觉象征性言语的表达，也是艺术治疗过程的关键。她说创作艺术作品的行为包含对内在体验的引导、归纳和转化，是一种升华、整合和合成的行为。尽管艺术表达不能直接解决冲突，但它可以为新的态度和情感提供表达和尝试的场所。因此，克拉玛对艺术治疗的看法根植于艺术过程中，而南伯格的观点则以作品为导向。

其他人也对艺术治疗的早期发展产生了重要的影响。20 世纪五六十年代，汉娜·亚夏·克维亚特科夫斯卡（Hanna Yaxa Kwiatkowska）是一位艺术治疗师，就职于美国国家心理健康研究所，她在家庭治疗中使用了艺术治疗。她认为人们进行某些绘画活动有助于识别家庭成员的角色和地位，而且一起创作具有治疗的作用。后来，20 世纪六七十年代，艺术治疗师詹妮·赖恩（Janie Rhyne）运用艺术表达来帮助人们获得自我认识和自我实现（也就是充分发挥某人的潜能，获得对生活的满足感），强调个人对艺术表达的解释以及当时流行的以人为中心的治疗方法。幸亏有这些倡导者，到 20 世纪 60 年代，艺术治疗成为一个受到广泛承认的领域。

欧洲的艺术治疗和美国艺术治疗领域差不多同时出现。20 世纪 40 年代，艺术家艾德里安·希尔（Adrian Hill）在英国疗养院治疗肺结核期间，发现了艺术创作的价值。他开始提出用艺术治疗身心疾病的理念，用他自己的话说就是，他是第一位艺术治疗师。和同期美国其他的艺术治疗师一样，希尔相信艺术创作可以让住院生活不那么单调乏味，可以让重病患者产生一些希望。希尔的观点成为医疗环境中艺术治疗的重要基础。

英国的另一位早期艺术治疗师爱德华·阿达姆松（Edward Adamson）是一位在医院工作室工作的艺术家。1946 年，阿达姆松为病人提供了绘画和治愈自己的环境，他意识到艺术创作是病人为自己的治疗做贡献的独特方式。不同于当时其他的艺术治疗师，他并不分析病人的艺术表达作品，而认为艺术表达能够自我解释，并且证明艺术过程具有治疗性。阿达姆松汇编了 6000 件精神病患者创作的绘画和作品，如今它们都成了他的收藏品。

很多人都对艺术治疗的出现和早期发展做出了贡献，而有一家医院尤其具有影响力，那就是位于堪萨斯州托皮卡市（Topeka）的梅宁格诊所（Menninger Clinic）。梅宁格诊所是世界著名的精神病机构，1925 年由查尔斯·梅宁格（Charles Menninger）和他的两个儿子卡尔、威廉创立。作为精神病医生，梅宁格认为艺术创作能帮助病人从精神疾病中恢复，他们推动了这类治疗的发展。20 世纪 30 年代，他们在诊所中引入了艺术治疗，邀请艺术家玛丽·亨通（Mary Huntoon）给精神病人上艺术课。亨通是一位艺术家，而不是心理学家，她帮助病人用艺术来加工和解决情绪问题和创伤。她杜撰了"艺术合成"这个词，用来描述很多病人在完成艺术作品后经历的自我发现的过程。她认为艺术的治疗价值在于创作，而不是为了诊断或象征意义进行的分析。通过创作绘画或其他艺术作品，病人获得了宣泄的机会，可以自己去发现其中的意义。

在接下来的几十年里，梅宁格诊所依然对美国艺术治疗的发展起到重要的作用。20 世纪五六十年代，还有其他艺术家在梅宁格诊所工作过。1969 年，道·琼斯和罗伯特·阿尔特两位艺术家推动了美国艺术治疗协会（American Art Therapy Association）的创立，这是一个全国性的艺术治疗师的组织，他们也推动了艺术治疗成为一个得到承认的专业领域。

身心与精神

还有几个对艺术治疗发展的重要影响也值得一提。第一个就是近年来替代医疗或补充医疗的影响。替代医疗或补充医疗通常指的是包含自然疗法或整体疗法的医学实践。据报道，1/3 的美国人和 70% 的 50 岁或 50 岁以上的人都会使用某种形式的替代疗法或补充疗法，他们要么为了保持健康，要么将其作为已有治疗的补充。

"身心干预"这个短语经常被用来表示替代疗法和 / 或补充疗法。20 世纪 70 年代以来，人们对心理如何影响身体进行的研究越来越多。医学和心理学领域的实践者开始意识到身心之间的联系对治疗来说很重要，治疗会对身体和心理同时产生影响。安慰剂效应本身是一种没有治疗价值的行为，却能产生积极的结果，也是受到广泛认可的身心相互影响的例子之一。

身心相互联系是很多比较新的替代疗法的基础。如今大多数心身治疗和观点（包括艺术治疗）并不是新事物，而是建立在早期概念和实践的基础上。从希波克拉底时代起，人们就认识到需要承认病人身体与心理之间的联系。直到 19 世纪，医学和治疗实践方面的作者常常指出消极情绪和积极情绪（比如希望、信念、信心、平和等）对疾病的发作和发展产生的影响。

著名的身心干预包括冥想、心理意象、催眠、生物反馈、祈祷和支持群体。心理治疗也被认为是一种身心干预，这种治疗促进情绪和心理健康，并且与身体健康密切相关。这些疗法有助于人们以新的方式体验和表达自己的疾病，还有助于人们感到自己被疗愈，而不是被治愈。这意味着即使病人的疾病依然存在，但他们能获得心理或精神的幸福感。人们发现进行祈祷、参加宗教和信仰活动也是获得健康和幸福的重要因素，在有些情况下，它们对缓解和恢复创伤或严重疾病至关重要。

艺术创作与心理、身体、精神的深入联系已经得到了广泛承认。通过艺术创作，人们可以探索、表达和应对与这三个方面相关的问题。通过创作过程，情绪冲突可以得到解决，人们可以面对并接纳自己的身体症状。因此，艺术治疗得到国家补充与替代医疗中心（National Center for Complementary and Alternative Medicine）的承认，它被认为是一种"身心干预"，并且承认了自我表达和创作过程对身心与精神健康的作用。

咨询与心理治疗中的创造

艺术治疗师常常在治疗中使用言语疏导，将传统的谈话疗法和艺术创作结合起来。心理健康咨询师、社会工作者、婚姻与家庭咨询师、心理学家也会运用各种形式的视觉艺术和其他治疗形式来辅助来访者探索他们的想法和情感。咨询教育家塞缪尔·葛来登（Samuel Gladding）说，咨询就是最大程度地利用创作来帮助个体独特地表达自己。基于这种观点，将创作活动纳入咨询中已成为一种趋势，人们认为所有的创意艺术都能给咨询和传统的谈话疗法带来活力。咨询包含绘画、音乐、运动和其他表达形式，鼓励玩闹、发散性思维、灵活、幽默、冒险、独立和开放。这些特质被认为与创造力和健康的人格密切相关。

就像艺术治疗师一样，创意咨询师和心理治疗师认为，通过绘画、构造建筑或运用想象力，个体的创造性思维能力会提高，这有助于其减少精神痛苦和冲突，提升对自我和他人的理解。这些创意活动有助于心理健康，帮助各个年龄段的人在面对生活压力时变得更有适应力、复原力，更富有成效。

医疗卫生中的艺术

在过去 20 年里，人们对将视觉艺术和其他艺术形式（比如舞蹈、音乐、戏剧、创意写作、幽默等）引入医疗卫生环境越来越有兴趣。正因为这种兴趣，医疗卫生中的艺术得到了发展，人们认识到通过自我表达和创造力，艺术对促进健康具有特殊的力量。

艺术在医疗卫生中应用的例子包括把视觉艺术引入医疗环境（比如医院、康复中心），在艺术治疗师、住院艺术家、艺术协调员、活动治疗师、内科医生和其他医疗专业人员的帮助下，举办病人艺术展或用艺术作品美化医院环境、装饰医院内部（比如等候室、办公室），这使医疗空间更加人性化。艺术医学的功能类似于艺术治疗的目的，即把艺术作为康复和治疗过程的一部分。

最近，视觉艺术家也开始对通过艺术创作的形式来促进各个年龄段病人的健康感兴趣。虽然这些艺术家并未受过心理学或医学的正规培训，但他们努力去了解艺术创作如何以各种方式促进健康。有些艺术家会创作出对观看者具有疗愈作用的艺术作品或美好的环境，他们用令人平静放松的象征性意象来激发生理反应，或者引起超脱的体验。例如，画家用特殊的照明、色彩和意象创作出有助于观看者疗愈和恢复平静的艺术作品。很多艺术家用创作过程来探索艺术作品对自己的疗愈作用，或者创作出能表达自己对疾病、痛苦和疗愈过程的感受的艺术。达西·林恩（Darcy Lynn，我们会在第 8 章介绍她的作品）用绘画的方式帮助自己治愈了淋巴瘤，并记录下了自己患这种致命疾病的体验。

艺术治疗师和艺术家可以让癌症病人、身体受伤的病人或患有其他疾病的病人参加艺术活动。他们可以设计一些有助于提高治疗效果、减少疼痛，促进病人放松的艺术项目。艺术治疗师和使用艺术保健的艺术家都认为，艺术创作的过程是一种对生命的肯定，其有可能带来成长、改变和自我理解。

社区艺术

艺术家可以直接体验艺术创作的过程，因此很久以来人们就知道通过艺术创作能够表达和理解自己的内心世界。有些艺术家认识到这种潜力可以给邻里、社区和城区带来积极的改变。

苏西·加布里克（Suzi Gablik）在《艺术返魅》（*The Re-enchantment of Art*）一书中写道，艺术创作不仅具有社会责任性，还具有改变和疗愈的作用，艺术家们已经开始对此感兴趣。她把这种现象称为"创作艺术就像创造世界一样重要"，这种方式强调联结和共情，而不是为了创作艺术而创作。一些认同这种观点的艺术家会和被社会排斥的人群合作。马萨诸塞州林恩市的原生艺术中心（Raw Art Works）为因种族或低收入而被社会边缘化的儿童和青少年提供了视觉艺术活动，在学校、社区、流动厨房、住宅区、感化中心及其工作室里都提供了可以让人亲自动手的艺术活动，邀请年轻人探究自己的人生及其在社区中的作用（如图 2-4 所示）。参加原生艺术中心活动的人有机会发挥创意，可以与他人进行有意义的合作，获得自我价值感和个人认同感。

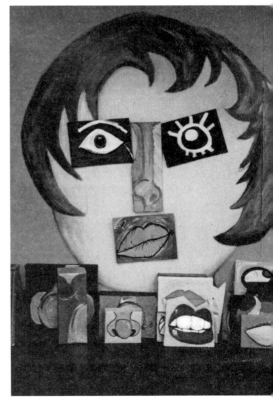

20 多年来，艾奥瓦州克利夫兰市艺术治疗中心（Center for Therapy Through the Arts）的艺术工作室在社区设立了新颖独特的艺术治疗项目。特殊需求人士和老年人可以在社区工作室参加艺术课程。艺术治疗项目还服务于自闭儿童、行为有问题的儿童、大脑或脊髓受损的人、阿尔茨海默病患者、有缺陷者以及患有抑郁症或其他情绪障碍的人。轮椅艺术——奔向健康也是一种创新的艺术治疗，其被用于治疗因为脊髓受损而坐轮椅的病人。身体不便的艺术家们用轮椅滚过色彩明丽的颜料池，然后在 T 恤、袜子、围裙和其他物品上创作出生动的色彩和图案（如图 2-5 所示）。很多原本无法进行创意表达的人

🎧　图 2-4　一名参加原生艺术中心项目的少年创作的画

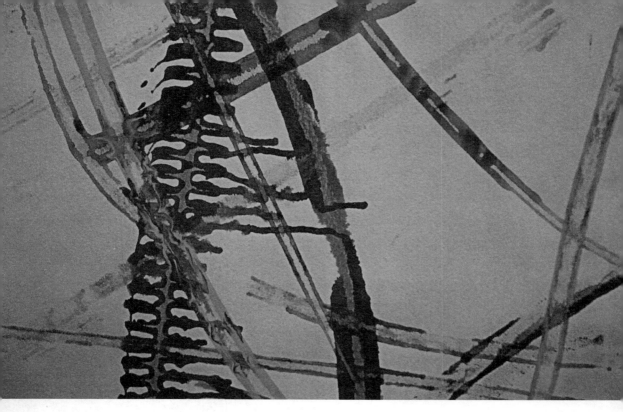

❍ 图 2-5　用轮椅创作的画

参加了这种整合性的尝试，他们做出了独特的贡献，并且这种贡献获得了人们的尊重。

今天的艺术治疗

如今，艺术治疗本身已经成为一个专业，并且有了明确的从业和培训指导方针。由于艺术是彼此相关的，因此艺术治疗并不是孤立出现的，其他认可艺术在治疗中具有独特作用的学科也同时发展起来。表达疗法、表达性艺术疗法或创造性艺术治疗（绘画、音乐、戏剧、运动和诗歌）也成为重要的治疗方法。表达疗法或表达性艺术疗法在治疗中采用了各种艺术形式，这是一种联合方式的表达疗法。联合方式的治疗基于这样的理念，那就是所有的艺术形式都具有共性，它们在治疗中可以被整合起来运用。

虽然从培训或证书上看，有些艺术治疗师也是表达治疗师，但艺术治疗师通常被认为属于更大的从业者群体——创造性艺术治疗师。就像有绘画治疗师一样，也有音乐治疗师、舞蹈 / 动作治疗师、诗歌治疗师和戏剧治疗师，每种创造性艺术治疗师都有自己独特的理论基础、培训和应用手段。

视觉艺术不仅因其审美和装饰价值而受到称赞，并且记录了一些历史事件，还有助于我们表达和理解自我。艺术治疗出现在这个历史时期并不令人吃惊，因为人们对作为沟通方法的艺术、对视觉象征的心理意义、对创造与健康的关系、对替代性治疗方法的兴趣越来越浓厚。从某种意义上看，人类似乎已经完全认识到艺术创作是表达思想、身体与心灵的重要方式，并且它与健康幸福密切相关。

在接下来的两章中，你将更多地了解到如何从艺术创作中获益以及为什么艺术治疗能令人感到充实、提升生活质量并带来改变。

第 3 章

开始：发自内心地画

艺术是了解我们真实想法的方法。

帕特·B. 艾伦（Pat B. Allen）

《从创作开始》（*Art Is a Way of Knowing*）的作者

在任何形式的治疗或个人成长经历中，做准备都很重要。在艺术治疗中，这包括学习感受艺术的新方法、找到用视觉形象表达自己的方式，可能还包括学会如何运用你的直觉、重新发现玩耍和探索的感觉，以及抽时间从事艺术创作等。

当我使用艺术创作的方式帮助孩子时，一般都会让他们很兴奋。对他们来说，这是很自然的表达和互动方式。然而大多数来找我或参加我的工作坊的成年人已经很多年没有创作艺术作品了，很多人从小时候起就和艺术创作绝缘了。有些人尝试把艺术创作作为一种治疗方式，但还需要有人指导他们如何培养和深化艺术体验。每个人的艺术体验都是独特的，因此在开始把艺术作为一种治疗方式时，必须考虑到每个人的体验会如何影响他们对艺术创作的感知。作为一名艺术治疗师，我希望帮助人们自在地进行艺术创作，无论是通过各种材料发现他们的视觉语言，还是通过认识到他们的想法会阻碍他们享受艺术创作的过程。

正如我之前说过的，除非你亲自感受艺术治疗，否则很难理解它。因此，我在书中囊括了一些艺术治疗活动，这些都是非常基础的艺术体验，类似艺术治疗师使用的艺术体验，每种体验的目的包括帮助你更好地了解艺术治疗以及让你认识到艺术创作的价值。想要体验这些活动，你只需要使用第 5 章中详细介绍的简单材料和用品就可以。

这些活动并不是为了替代艺术治疗，而只是为艺术治疗提供一个起点，让你熟悉艺术作品能够反映内心世界这个理念，并证明艺术创作具有治疗作用。作为一名艺术治疗师，我相信艺术创作能够改善每个人的健康状况，提升幸福感。我写本书的目的之一就是帮助你发掘你生活中艺术创作的潜力。虽然艺术治疗在很大程度上侧重于将艺术创作用于治疗心理疾病、情绪痛苦和缺陷，但艺术创作对健康人来说也很有用，就像我喜欢的说法一样，它可以治疗像你我一样"正常的神经病"。艺术治疗不限于治疗身心有疾病的人。相反，对所有人来说，它都是一种强有力的自我理解与表达的方法。正如本书前两章所写的，创作、尝试、表达和创造独特是人类需求的基本延伸。因此，艺术创作具有提升内在健康与幸福感的潜力。

然而，为了充分利用这本书并充分探究这些练习，一种比较好的做法是在治疗师的指导和反馈下进行体验，或者在你可以得到充分支持的群体中、艺术工作室中进行体验。艺术治疗师或接受过艺术治疗培训的其他治疗师有助于你深化体验，他们可以解决你在这个过程中产生的疑问或担忧。支持团体会对你非常有帮助，因为他们通常有一位领导者、治疗师或引导者，还有会倾听并认真思考你的情感和体验的团体成员。你可能也想参加艺术治疗团体或帮助人们通过艺术创作进行自我探索的艺术工作室，我们会在第 9 章中探讨这类团体。

很多人偶然地或在家人、朋友的建议和鼓励下发现，艺术创作对他们来说是一种个人治疗。一些人读到或听说过其他人把艺术作为生活中的疗愈元素，无论是将其用于应对创伤、丧失感，还是用于疾病的康复。虽然有些人通过自己探索和创作艺术作品发现其具有疗愈性、改变性和洞察性，但很多人都需要专业人员的帮助和指引。我在第 10 章中描述了持续和深化你的探索的方法。

非艺术家与艺术治疗

有些接受艺术治疗的人已经具有很多进行艺术创作的经验，他们或许参加过艺术课程、读过流行的绘画书籍或者通过书或录像研究过绘画。我经常接到已经从事过绘画、雕塑或摄影的人的电话，说他们想通过艺术治疗来实现个人成长，或者在艺术治疗师的帮助下解决特定的问题。有些人在大学或正规的艺术学校学习过艺术，他们认为自己是艺术家。这些自认为是视觉艺术家的人已经把艺术创作视为一种治疗形式了，他们经常会带着自己的作品来接受艺术治疗，并且能很自如地把艺术创作作为自我表达的方式。

也许你认为身为一名艺术家会使艺术治疗变得更容易，因为他们已经很熟悉如何用艺术创作来表达自我。然而，我用艺术治疗的方式帮助过的大多数人都没有什么艺术创作经历，他们不认为自己是艺术家。相反，接受过艺术训练并不一定会使艺术治疗变得容易。事实上，一些具有艺术天赋的人发现他们进行艺术治疗的过程有点困难。艺术治疗需要你以不同于传统艺术课程上的方式来创作艺术作品。

在成为艺术治疗师之前，我接受过几年有关专业艺术家和设计师的训练。美术和设计方面的训练教会我如何创作适合展览、销售的艺术作品，其中包括色彩、构图和技法的运用。通过在博物馆里临摹，我学会了传统的绘画方法。为了获得美术创作所必需的技能，我一丝不苟地临摹人体骨架。通过正规的艺术训练，我学到了有关绘画、雕塑和设计的学术知识，这些知识让我觉得自己是一位不错的视觉艺术家兼设计师。

把艺术用于治疗、个人探索、自我理解和洞察使我的艺术创作改变了方向。艺术治疗要求我发自内心地创作，并提出所有的艺术创作都可以被接受，关于如何画画并没有一定之规，艺术创作的方式也没有对错之分。作为一名受过训练的艺术家，在最初接触艺术治疗的理念时，我需要努力撇开已经形成的规则；作为一名设计师，我已经学会了如何设计非常严谨的图案和图形；作为一名画家，我知道如何运用色彩，在大幅画布上创作当代抽象作品，这就是当时的艺术趋势。对我来说，把艺术创作作为自我探索和个人成长的方式是新鲜事物，它迫使我重新思考自己对艺术、艺术创作和创造力的定义。

虽然艺术治疗的理念很吸引我，但在刚开始时要放下多年积累起来的艺术训练的信念还是很难的。尽管我对艺术训练充满感激，但发现一个将艺术创作用于其他目的的领域还是令我很激动。这一领域强调"发自内心地画"，强调自我探索的过程，而不是强调创作出技法完美的作品，为我的艺术和自我发现之旅提供了耳目一新且有意义的方向。

很多非艺术家比视觉艺术家更容易理解艺术治疗。如果你在艺术创作方面的经验并不多，那你可能只需要克服较少的先入之见。你没有形成会干扰艺术治疗过程的艺术风格（比如我之前专注于设计和绘画的技法）。无论如何，你依然会对艺术、艺术创作和创造有独特的看法。对于"什么是艺术""艺术看起来应该是什么样的"之类的问题，我们都有自己的想法。当我们有机会创作艺术作品时，这些想法就会影响我们的反应。

体验本书中的艺术活动就像开始学习一门新语言一样，尤其是在你并不认为自己是艺术家的情况下。艺术表达是一种非语言的沟通形式，就像任何语言一样，它需要时间学习。基于你在艺术创作上的经验，对你来说，艺术治疗一开始是陌生的，甚至令人不适。作为成年人，你可能多年没有接触过艺术创作了，你觉得你的创造性自我遥不可及。在开始体验艺术治疗时，你应该思考自己在艺术创作上的经验。

你个人的艺术经历

当来到我的办公室或工作坊的成年人说自己不是艺术家时，这通常意味着他们童年之后就再没画过画了，他们最后的艺术体验是小学的美术课。在学前班或小学，艺术创作是大多数孩子的沟通方式，你也许记得小时候给画涂颜色、剪贴彩纸、盼望着每周的美术课或者在偶尔到访你们学校的美术老师的指导下画画。到 10 岁或 11 岁时，你的艺术创作往往会给听说读写、数学课及其他活动让位。与绘画、做手工、想象和其他沟通方式相比，艺术创作变得不那么重要了，并且在青春期前和青春期时就被其他活动逐渐取代。因此，大多数成年人不再接触童年时曾经很自然的活动，也因此觉得自己不会画画或者没有这方面的天赋。

在十一二岁的时候，很多孩子对艺术创作失去了信心，不再画画，除非家长鼓励他们或者在中学继续上艺术课。在这个年龄段，孩子确实对自己的画是否画得像很感兴趣，但他们一般缺乏画出像照片一样真实的图像所必需的技能。这种挫败感以及之前提到的其他影响因素使大多数孩子放弃了艺术创作，不再用它来表达自我。人们继续在其他方面（比如语言）获得发展，但其艺术创作能力的发展却停滞了。因此，很多近期没有艺术创作经历的成年人的画看起来像 10 岁或 11 岁孩子的画。

阻止你进行艺术创作的还有一些更加个人化的影响因素。你会记得某个事件或某个时期，你认定自己不是艺术家，没有创造力或没有艺术天赋。客户、同事和参加我的工作坊的人给我讲了无数这样的故事，追忆他们在什么时候认定自己没有艺术天赋。有时候，人们会想起具体的某个人嘲笑了他们的作品，误解了他们试图传达的东西，或者在艺术课上给他们打了很低的分数。

在我和咨询师、心理学家主持的艺术治疗培训工作坊中，当听说要进行艺术创作时，人们会变得紧张、焦虑。作为病人或来访者来接受艺术治疗的人都有类似的恐惧感，他们会疑惑如何开始艺术创作，或者艺术创作是否真能让他们受益。有些人甚至在开始艺术创作之前就先道歉，认为他们没有足够的天赋或技能。这些反应通常来自他们童年或青春期的经历，老师、家人或其他权威人物批评过他们创作的画作或其他作品。艺术书籍、艺术史的课程和关于"伟大"艺术家的纪录片也让人们认为，艺术创作只适合非常有天赋或具有特殊才能的人。

　　当人们听说我是一位艺术治疗师时，他们常常会联想到自己小时候艺术创作的经历，而这些往往是导致他们成年后害怕艺术创作的创伤性经历。大多数人没有意识到，他们成年后对待艺术创作的态度和自己的童年经历关系很大，而我们一生都会记得这些经历。幸运的是，大多数人也有一些正面的经历。一些人会记得自己的数字涂色画、针线活作品或艺术项目曾经得了 A 的成绩。不幸的是，负面的经历更容易被记住，其中一些记忆会阻止我们成年后从事艺术创作或其他创意活动，并担心自己会失败或者不是真正的艺术家。

　　多年来，我经常听到成年人提起自己不会画画或不愿意用艺术表达自我的痛苦回忆。他们还会谈到画画给自己带来沮丧感（比如"我画得不像"或"我在画画上没有天赋"），就像这个阶段的孩子画写实画时感到的沮丧一样。有些人会想起小时候某人对自己的画评价颇低，这种欠考虑的评价可能来自老师、家人或朋友。我的朋友兼同事埃娃拥有人类学博士学位，另外还拥有两个硕士学位。她说自己清楚地记得，她的小学老师看着她画的马赞叹道："多漂亮的缝纫机啊！"老师的评价显然让埃娃很沮丧，那是她绘画发展的敏感期，她说自己再也不能自在地对待艺术创作了。

　　埃娃的故事让我想起了安东尼·德·圣-埃克苏佩里（Antoine de St. Exupéry）的小说《小王子》（*The Little Prince*）。在第 1 章里，作者讲述了自己曾经画过一幅蛇吞象的画。令他难过的是，看过他的画的成年人都说那条蛇看起来像顶帽子。他努力向他们证明自己画的确实是一条肚子里有大象的蛇，而他们无视他的描述，继续误解他的画。他说，自从有了那次经历后，他再也不想画画了。我认为圣-埃克苏佩里讲述的经历很常见，对人们画作较低的评价往往会导致儿童和成人就此放下画笔，不再尝试绘画或创作。

　　由于人们会因为各种原因不再通过艺术创作来表达自己，我经常会探究来接受治疗和参加工作坊的人关于艺术创作的童年记忆。他们与艺术有关的童年记忆有些是消极的，有些是积极的。也许你回想起支持你的父母、祖父母或老师，他们鼓励、培养你的创意天赋，或者回想起让你感到骄傲和满意的画作或其他作品。

在开始本书的任何体验之前，请记住早期的负面经历会阻止你充分地享受当下的艺术创作。在我开始艺术治疗时，我通常会让人们完成一份问卷，调查他们对艺术的看法和有关艺术的经历。花点时间回答"你个人的艺术经历"专栏，搞清楚你对艺术的独特看法。

你个人的艺术经历

- 在你的生活和你的成长过程中，艺术是什么？比如，它是绘画、色彩、工艺品、参观博物馆或美术馆、跟亲戚学手艺或挂在客厅墙上的画吗？把你的相关记忆写下来。

- 你的家庭对艺术有怎样的看法？

- 小时候，你是否有最喜欢的艺术或手工艺活动，比如涂色、按数字填色、刺绣、编织或搭建积木？你对此有什么记忆？

- 小时候，你在艺术创作方面有过负面的经历吗？例如，是否有人告诉你，你没有艺术细胞，你的哥哥或姐姐是家里的艺术家，或者你的艺术表达能力不够好？

变得具有"图像意识"

在探究个人的艺术经历时，分辨你的图像意识与发现你对艺术的看法一样重要。图像意识是你对周围图像的认识，也就是你会选择让什么图像出现在你的环境中，你对它们有怎样的反应。虽然艺术治疗强调表达代表内心想象的世界和潜意识心理的图像，但这类图像很多都会受我们周围图像的影响。我们都会被环境中的某些色彩、形状、图案、纹理所吸引，有意识地用它们来装饰自己的家，或者在穿的衣服里包含这些元素。我们还会在家里或办公室里存放对自己来说有意义的图像和物品——照片、绘画、印刷品、卡片或物品，它们会让我们想起某个人或某件事，或者我们只是在看到它们时感到愉悦。

你个人的艺术经历和你的图像意识都会反映在你的生活中，尤其会反映在你的家庭环境中。在尝试做本书中的练习之前，花时间思考图像在你生活中的重要性。我经常让人们告诉我，他们家里的什么图像对他们来说非常重要。你是否在办公室或家里摆放了家人和朋友的照片？你是否在墙上挂着带有特殊图像的印刷品或日历？它们是大自然或动物的图片，还是某位你喜欢的艺术家的绘画作品？你喜欢周围放置什么物品？你喜欢环境中有什么色彩和质地？

我们都会收集、摆放对自己很重要、具有意义或个人价值的图像，甚至我们在生活空间、工作场所和私人空间中所用的色彩和形式都会透露自己重视什么。例如，我在办公室里摆放了我在加州大山里收集的手工染色的纱线，家人、朋友、猫和一次难忘的中国之旅的照片，还有我丈夫在博物馆里买的一大幅莫奈作品的印刷品，以及一本关于乔治亚·欧姬芙（Georgia O'Keeffe）的绘画的书；打印机上则摆放着琳琅满目的塑料动物和恐龙、我在大西洋海岸边拍的一张大岩石的照片、马格里特画作的印刷品，以及我在俄勒冈海岸边捡的一小堆海胆。这些视觉形象给我带来快乐，有助于我回忆令人愉悦和重要的事件，也是我艺术灵感的来源。当写作遇到障碍时，我会用欧姬芙的绘画书来让思想放松，或者享受摆放的自然物品的质地或重新摆放（把玩）打印机上的动物和恐龙，暂时从写作中逃离。

你先看看自己周围的环境里有什么，选一个你用来存放个人照片和物品的房间，花时间给每张照片或物品写几句话，试着注明你为什么喜欢其中的每一样东西。例如，你很喜欢某种颜色或形状；某种图像让你感到快乐、平和，或者让你想起某个事件。为了充分利用这种体验，你可以回答"图像意识"专栏中的问题，并把你的回答写下来。

如何做到发自内心地画

在你开始本书中的练习之前，让我们回顾一下艺术治疗的一些要点。

没有必要是一位艺术家

你不必是一位艺术家也可以从艺术治疗中获益。你不用担心自己的绘画技法，我不会给你的画打分，也不会评判它们是否足够好。这次你不必"循规蹈矩"。

如果你认为现在开始画画太晚了，或者认为自己永远不会有创造力，那么想一想伊丽莎白·莱顿。她 60 多岁才开始画画，之前没有过任何绘画训练或经验。莱顿的故事清楚地说明学习如何通过艺术的语言来表达自己永远都不会太迟。在用艺术创作的方式获得自我理解、个人成长和健康幸福的过程中，没有对错之分，没有"错误的"艺术表达。莱顿发现，尝试通过艺术来表达、尽自己所能具有改变人生的作用，这些行为帮助她找到了摆脱严重抑郁和极度悲痛的方法。

作为一名艺术治疗师兼艺术家，我相信所有人天生都具有通过艺术表达来展示创造力的能力。在艺术治疗中，人们的价值、尊严和自我导向会得到尊重和支持，一部分尊重和支持来自治疗师或支持艺术治疗的环境，另一部分来自人们自己。在一开始通过艺术表达来进行自我探索时，尊重自己的创作能力、相信自己有创造力很重要。

相信你的直觉

有时候，我们开始艺术创作并不容易，因为我们过去接收了一些相关的负面信息。不过通过之前专栏中的问卷，你已经可以分辨其中的一些信息了。为了自在地用艺术创作来表达自己，你首先必须了解这些负面信息来自哪里以及它们如何阻碍你。

图像意识

- 挑选出你在家或工作场所中待的时间最长的一个地方，看看这个空间里的图像（照片、日历、艺术家作品的印刷品、天然或手工的物品、卡片等），把你看到的东西列个清单。注意在这个空间里的物品是否存在特定的色彩、形状、质地或形式，并把它们列出来。

- 给每个图像或物品写几句话，写出你为什么喜欢它们。例如，你喜欢这种颜色、形状或图像，因为它让你感到快乐或平和，或者它让你想起特殊的经历或事件。

- 你希望周围有什么图像或物品，而目前的环境中没有这些？有什么是现在存在，但你希望拥有更多？

- 挑选环境中的一个图像或物品，盯着它看几分钟。闭上眼睛，想象如果你能把它变成艺术品（比如一幅画或一件雕塑），它看起来会是什么样。想象你可以改变它的颜色、大小、材料和质地，把这个图像或物品看起来会是什么样，并把它记录下来。

艺术创作是凭直觉的过程，也就是说，它不依赖于逻辑的或理性的思维，它没有规则。在运用直觉时，你凭感觉知道什么是对的。在从事创意活动（包括艺术创作）时，你常常会凭直觉来决定使用某种颜色、线条、形状和其他特性。

艺术创作有玩的成分。荣格说，没有玩，"就不会诞生创意作品"。玩通常包含愉悦、放松、自发性、兴奋、自由和新生。玩是孩子天然的活动。因发展理论而闻名的美国精神分析师兼教育家爱利克·埃里克森（Erik Erikson）说，"玩是童年期提供的最自然的自我疗愈方法"。

玩对成年人也很重要。它不含自我评判或压抑，使我们能自由地探索和表达，参与到纯粹的快乐体验中，并进行富有创造力、灵活而新颖的思考。儿童通常通过玩来扩展对自我的了解，通过玩来探索自己是谁，从而理解他人和周围的环境。因此，玩被称为孩子的工作，但为了不断学习和成长，我们一生都需要玩。玩强调的是过程，而非结果，具有内在的令人满意性。玩还能发掘我们的适应能力、尝试能力、解决问题的能力和改变的能力。

能玩意味着能沟通、能表达幻想、能克服创造力的障碍、能获得精神上的放松。玩心对艺术创作（尤其是把艺术用于治疗时）来说特别重要。

艺术的一部分改变性力量在于能使我们陶醉其中，表达我们之前没有意识到的那部分自我。在绘画、涂色或选择剪贴画的彩纸时，直觉有助于我们获得新洞见。我们凭直觉来做，纯粹为了快乐而创作艺术作品，亲自动手做东西还会带来自由感。

重要的是过程，不是结果

你的直接目的不是创作出美丽的绘画或雕塑，而是表达自己，享受创作的过程，看看会发生什么。我对艺术治疗的客户或工作坊的参加者可能说过几千次"不要担心你创作出来的东西算不算艺术作品！"不要担心你创作出的作品的性质，而只是享受创作的过程。

艺术体验具有治疗性，令人愉悦，给予人灵感，但人们依然想知道自己的作品好不好。我们的内心有很多声音会对我们的作品进行评判，尤其是在艺术创作中，它会形成有形的结果。如果你发现自己反复在问自己的作品好不好或对不对，那么想一想你为什么会听到这些声音，把内心的声音写下来，想一想这些声音来自哪里（比如父母、同伴、老师、老板等）。

　　我认为评论家应该占有一席之地，而作为艺术家，其作品质量确实有高有低。我知道，我的某些作品比其他作品质量高，而有时我发现，我的丈夫或朋友很喜欢一幅我本来打算扔掉的画作。在我看来，人们对作品质量的感觉是主观的，但你对自己作品的感觉很重要，因为它关系到你的自尊、动力和灵感。在艺术治疗中，作品质量看起来如何并没有你从创作中获得的快乐和满足重要，这是每个人都具有的能力。

不要分析你的作品

　　本书中介绍的大多数艺术活动都要求你随性，把有关艺术和艺术创作的先入之见放到一边，真诚地表达自己。就像前文所述，凭直觉创作，带着玩的心，这会对你的艺术创作有帮助。沉浸在艺术创作中同样很重要，换言之，不要被你画的东西分散了注意力，而让它自然地呈现出来。《自在游戏》（*Free Play*）一书的作者史蒂夫·纳赫曼维奇（Steve Nachmanovitch）将艺术创作称为消失。他写道，为了艺术的出现，我们往往不得不消失，让我们的思想和感觉暂时平静下来。全身心地投入艺术创作有助于你不去担心自己的作品看起来怎么样，而使你能尽情享受创作的过程。

　　完成作品后，你会想解释它。艺术治疗涉及寻找你的艺术表达作品的个人意义。尽管艺术表达的内容很重要，但创作它们的行为同样重要。在开始的时候，尽量不要对你的作品进行精神分析，以探索其中的意义和推论。创作行为本身就是一个积极的、带来改变的过程，应该在探索意义之前先感受过程。寻找意义需要花费时间，还需要客观的观察者（比如治疗师）的引导。

　　本书中的部分练习要求你写一写有关自己作品的建议，即使只是简单的几个词，也能帮助你理解作品的意义。当你回顾你的作品和写的东西时，一些有关作品的模式、联系和新观点会被呈现出来。另外，写一写有关你的作品的建议还具有治疗的作用，这些在后面的章节里将会有详细的描述。

有目标

在任何形式的治疗中，治愈过程始于病人的目标，决定解决问题是改变的第一步。找治疗师的人可能已经确立了自己的治疗目标；如果还没有，治疗师应该帮助病人建立一个目标。

目标就是一个计划或目的。治疗师帕特·艾伦在《从创作开始》一书中写道，对你的艺术创作来说，目标和为其创造时间和空间同样重要。艾伦说，一个人的意图或目标可以很简单，比如鼓起勇气尝试使用某种材料，或者加深对某一问题的认识。在开始创作艺术时，艾伦会制定尽可能明确的目标。

无论你是做本书中的练习，还是在治疗师的指导下创作艺术作品，想想你要从作为治疗方式的艺术创作中获得什么。你的目标可以很简单，比如探索绘画的新体验、用艺术创作减压，或者通过艺术创作提升幸福感。你的目标可以是更好地理解如何用图像来表达自己，或者更多地了解你的情感和生活经历如何被反映在艺术作品当中。当你完成了接下来几章里的练习后，你的目标可能会改变。

关于阅读本书的额外建议

我写作本书的整体目的是描述艺术治疗及其发挥作用的原理。给学生和专业人员教授艺术治疗多年后，我发现实际体验通常是让其理解艺术治疗的最佳方法。在接下来几章里所提及的艺术活动有助于读者体验我提出的一些观点。

尽管艺术治疗具有慰藉和放松的作用，但有时用艺术创作进行自我探索是困难的。作为一名艺术治疗师，我也运用艺术创作进行自我探索、个人理解和疗愈。我知道，艺术创作的过程并不总是可预测的。在工作室画画时，我常常充满了快乐，但我也有很多时候会对绘画材料、过程和结果感到沮丧。

如果你容易感到沮丧、情感脆弱，或者处于人生中需要心理支持的时期，那么你可以在自己的治疗师的帮助下完成本书中的练习。无论是在家做这些练习，还是在治疗中实施某些练习，带着本书去找你的治疗师，探讨你想实现的目标。找一位能帮助你的专业人士是本书后面会探讨的主题。

虽然我们创作的图像可能很有力，甚至令人感动，但我认为艺术创作不会伤害任何人。我最喜欢的两件 T 恤是艺术家弗雷德·巴伯（Fred Babb）设计的，T恤上的口号是"艺术不会伤害你"和"无惧艺术"，这两句口号强调了艺术具有慈善的力量。艺术表达就像我们的内在世界与外在世界之间的缓冲，当我们不能用言语表达情感和思想时，往往可以用图像来表达，用艺术的方式把强烈的意象表达出来比将其压抑在内心深处好得多。伊丽莎白·莱顿和其他一些人已经证明压抑情绪是有害的，艺术创作是健康的宣泄情绪的方法。

艺术创作（哪怕是独自创作）也具有积极的作用。在专业人士的帮助下，这种作用能得到提升。专业人士能帮你进一步探索艺术创作的过程和作品的内容，向艺术治疗团体和治疗工作室咨询是加深探索和扩大艺术创作的益处的额外途径。

艺术治疗的一些局限

虽然做本书中的练习并不能替代在治疗师指导下的艺术创作，但它会让你对艺术如何有助于自我探索和个人改变有所了解。另外，尽管艺术治疗的用途非常广，但它就像任何为了改变而进行的治疗一样，仍然存在一些局限。

对有些人来说，其他形式的艺术作品可能更有趣或更容易上手，舞蹈、音乐或诗歌可能更令人愉快。我经常让人们用自己的艺术作品来激发创作诗歌、故事、声音或动作的灵感。表达性治疗和创造性艺术治疗（音乐、舞蹈、戏剧、写作）并不是本书的主题，但对有些人来说，相对于只采取艺术治疗，它们对人可能会更有帮助。

你也许认为自己不是天生的艺术家是个缺点，但在大多数情况下并非如此。事实上，很多受过正规训练的人刚来到我的办公室或工作坊时，他们会难以达到自发的状态。艺术家一般已经形成了某种创作风格或方式，而在艺术治疗中，他们被要求把已有的创作风格或方式放到一边，创作的艺术作品不一定非常美丽或有美感。想一想，如果你不是艺术家，那么你对自己的作品应该看起来是什么样有没有先入为主的想法？

艺术治疗不是"魔法子弹"，就像任何改变的过程一样，它需要时间、改变的意愿和积极的参与。虽然艺术创作能让冲突、强烈的情感和痛苦的体验外显化，但并不能自动改变它们。改变行为、情绪反应和生活环境通常比改变绘画中的图像更难。

尽管存在这些局限，艺术治疗依然能通过促进自我探索和自我理解来引发积极的人生改变。它的力量存在于创造的过程，这是本书第 4 章的主题。

第 4 章

创造力：创造的过程

艺术创作的创造性过程能带来疗愈的效果和生活质量的提升。

美国艺术治疗协会使命宣言

每个人的创造行为无论是什么，都可以从生命赫然的无形中创造出有益的形式。

罗洛·梅（Rollo May）

《我对美的探索》（*My Quest for Beauty*）的作者

　　创造力是一种促进个人成长、自我理解、改变和康复的手段。就像"艺术"这个词一样，"创造力"这个词会让人想到很多长期存在的联系。当提到艺术时，很多人都会想到创造力，尽管创造性思维不只限于艺术创作。通过第 3 章的问卷，你应该已经明确了自己对创造力的一些看法，尤其是关于你是否相信自己有创造力以及如何创造性地表达自己。作为艺术治疗师，我认为我的任务是帮助人们不仅将艺术创作用于自我表达和理解，还用于提升幸福感。

定义创造力

　　心理学家和学者很难确定什么是创造力、谁有创造力，他们在创造力的定义上常常意见不一致，有些人认为人人都有创造力，有些人则认为创造力是种罕见的天赋。

　　关于什么是创造力、什么能激发创造力以及谁有创造力的观点会随着时间而改变。20 世纪早期，弗洛伊德认为创造力源自冲突，因为需要解决冲突，所以才有了创造的过程。他认为创造是经过伪装的白日梦和幻想，即内心的愿望、挫败或不满被转化到艺术作品、诗歌或音乐中。弗洛伊德似乎非常关心创造力的动机，而不太关心创造过程的本质。

相反，荣格认为创造的过程有两种模式：心理学模式和幻想模式。在心理学模式中，绘画、诗歌或音乐的内容来自人类的意识，即我们在现实环境中看到的事物。荣格更关心的是幻想模式，他认为创造力的这种模式来自我们的内心深处，将其称为集体无意识或原型所在的地方。荣格相信创意作品的伟大之处在于通过艺术形式来表达，比如绘画、文学或音乐，它们重新激活了原型，而真正非凡的创意作品应该超越生活体验，并往往具有普遍意义。在荣格看来，创造力是天才具有的了不起的天赋，天才就是能用幻想模式进行表达的人。根据这个定义，达芬奇、米开朗基罗和毕加索等艺术家都具有进行创造性工作所必需的特性，他们的艺术作品超越了生活体验，并会让观看者产生一致的反应。

从弗洛伊德和荣格的那个时代起，我们逐渐认为人人都有创造力，所有人都或多或少地具有这种特性。发展心理学家霍华德·加德纳（Howard Gardner）区分了大创造力和小创造力。大创造力涉及社会的进步、文化的发展或艺术杰作的创作。我们每个人都经常用创造性技能来改变思维、解决问题、创造美好的事物，使每一天都很特别，这些就是小创造力，我们个人的创造力被用来提升生活质量，获得满足感。我们日常生活的很多方面都涉及这类创造力的某种形式：摆放花瓶里的鲜花，布置丰富多彩的餐桌，设计菜园。我经常询问人们在日常生活中的创意行为，使他们认识到他们已经在运用想象力和创造力来改善环境，获得愉悦感。从广义上来看，我们都具有创造力。

创造力通常被定义为有能力创造新颖独特的东西，比如把对立面、印象、观点和乍看起来无关的概念结合起来，或者创造新观点。尽管这些定义解释了创造的过程，但我们通过理解创造的性质和特点（而不是总括性的定义）可以更容易理解创造力。创造力被认为包含以下很多或全部特性：自发性、游戏性、想象力、动力、独创性、自我表达、创造性、发散性思维和直觉。富有创造力的人比较独立、自主、自给自足、敏感、自信、自我接纳（尤其是自己不理性的部分）、机智、爱冒险。

创造力是一种挑战极限、发明，打破边界和拒绝已被接受的臆断的方式。在有创意的时刻，你开始意识到目前的思维方式或看待世界的方式的局限性，你摒弃了原有的信念和观点。从这个意义上说，正如罗洛·梅所说，创造需要大量勇气。在非模仿性的艺术创作或其他活动中，创造新颖独特事物的勇气能给予人满足感和个人参与感，这使得创造过程更有意义、更有价值。

在过去几十年里，创造力被定义为人类的潜能，它是一种如果我们愿意就可以培养出来的能力。心理学家卡尔·罗杰斯（Carl Rogers）在《论人的成长》（*On Becoming a Person*）一书中写道："创造力的主要动力是某种倾向，和我们在心理治疗中发现的治愈力量一样深切，是一种人类自我实现、充分发挥潜能的倾向。"像罗杰斯这样的人本主义心理学家强调创造力、玩、自发性在人类潜能中的重要性，他们认为创造过程是自我实现能力的一部分。自我实现使生活更有意义，能提升我们的能力，使我们更加了解自己，充分实现潜能。

理解创造的过程

尽管我们对创造力和创造过程进行了多年研究，但依然不清楚如何获得创造性突破。虽然关于创造过程的理论很多，但一般都包括以下几个阶段：

1. 准备（收集材料和观点）；
2. 孕育（完全沉浸在过程中）；
3. 明朗（获得突破和实现）；
4. 验证（添加最后的操作或进行修改）。

从简单的问题解决到比较高端的活动（比如科学发现或创作绘画、音乐作品、诗歌等），各种创造过程都包含这些阶段。

视觉艺术的创造过程是一种亲自动手的体验，需要动用大脑和感官，因此它还包含其他一些独特的方面。艺术治疗师维贾·卢瑟布林（Vija Lusebrink）说，艺术创造涉及一些体验，包括运动知觉／感觉（行为）、知觉／情感（形式）和认知／象征（意象）。

　　在运动知觉／感觉层面上，个体必须以探索的方式与绘画材料互动，其特点包括动作、触觉、视觉和其他感觉。在这个层面上，创造出来的事物的细节并不重要，重要的是通过艺术材料、身体体验到的感官来表达。在知觉／情感层面上，个体用艺术材料传递观点和情感，通过艺术表达来传递情感或观点。在认知／象征层面上，个体使用艺术材料，通过改变结构、精心创作、形式和图像来传递个人意义。换言之，创作者用材料创造出用来交流情感、想法或事件的个人象征物。

　　根据卢瑟布林的观点，第四个层面——创造层面在艺术形式内整合了其他所有的层面，并不是所有人都能达到这个层面，但是人们在其他三个层面上也能出现不同形式的创造力。例如，人们在绘画中使用色彩和线条来表达情感（知觉／情感层面）、在纸上滑动铅笔（运动知觉／感觉层面）、创作一个象征概念或观点的图像（认知／象征层面），这些行为都可以让人体验创造力。当人们汇集所有层面的创造力用于绘画或雕塑上时，其作品就会非常有创意、非常独特，还会引发观看者的共鸣。

　　人们对创作过程有怎样的体验取决于每个个体，这种变化和差异对艺术治疗的过程来说很重要。个人的创造力在很大程度上依赖于你对参与的活动是否感兴趣，以及这项活动对你来说是否有意义、是否能调动你的积极性。在尝试本书中介绍的活动时，你会发现有些活动比其他活动更让你感到兴奋和满足，或者某些媒介让你觉得更舒服。找到你偏爱的材料和活动将有助于你发现并培养你的创造潜力，激发你的创造力。

艺术治疗与创造过程

　　我在本章开篇时已经介绍过艺术治疗背后的指导原则："艺术创作的创造性过

程能带来疗愈的效果和生活质量的提升。"这个观点对艺术治疗来说是不可或缺的，因为创造过程和治疗过程之间存在很多相似点。创造力和艺术治疗都与解决问题有关，都是为旧的存在、思维、感受和互动方式找到新的解决方法。创造的过程就像治疗的过程，也能为我们提供探索和实验新观点、新的存在方式的机会，这两种过程都包括改变、即兴创作和转化的行为。在治疗中，这些特点都对我们创造新的理解、洞察和认识至关重要，而新的理解、洞察和认识是改变自我、观点和生活的序曲，两者都涉及与自我的相遇。在艺术治疗中，想要制造这种相遇需要借助艺术材料和艺术创作的体验。

艺术治疗师兼我的同事洛丽·万斯（Lori Vance）在用混合媒介进行创作的过程中体现了这些特点。她重新安排并改变了拼贴画的要素，将它们和绘画、自然物品结合起来：花朵照片中的碎片被变成了一颗心、一个条形码、一个邮戳，或者羽毛变成了创作作品中独出心裁的部分（如图 4-1、图 4-2 和图 4-3 所示）。

🎧　图 4-1　《关怀痛苦》（*Attending to the Pain*）

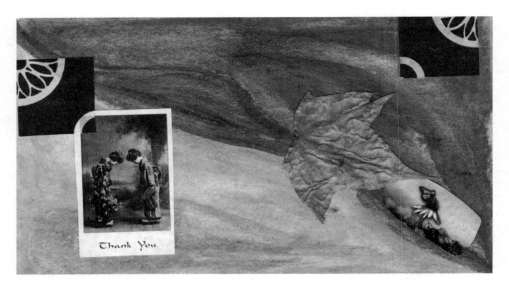

🎧　图 4-2　《敬畏》（*Reverence*）

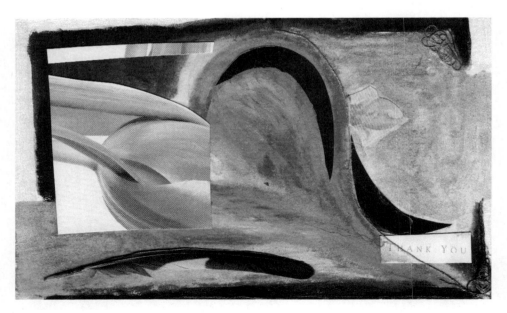

🎧　图 4-3　《心籽》（*Heartseed*）

　　洛丽在运用材料的方式上挑战极限，这说明艺术创作的创造性过程能够提供独特的机会，让人运用熟悉的甚至普通的东西去探索创作的新方式，让你有玩的感觉，并在这个过程中面对自我。她把从艺术创造中学到的东西引入自己艺术治疗师的工作中，帮助青少年和成年人探索自我、采取新的行为来冒险，通过视觉艺术、敲鼓和创造性运动来认识自己。在我看来，她表现了创造过程具有可能改变自我和鼓励他人改变的潜力。

　　在艺术治疗中，你需要运用创造力创作出富有想象力和独创性的作品，这不同于遵循一系列指示进行的临摹，也不同于通过练习熟练掌握绘画技巧。成功地复制手工艺品、绘画或雕塑会让你感到满足，但它不会带着你经历创造的过程，你可以在这个过程中发现、发展自己真实的意象。从事自己的艺术创作，并且不做评判地表达自己，这样就可以将你和你的创造性潜能联系起来。

　　最后，艺术治疗是包含探索、改变和创造图像的过程，它来自你的想象，并且经常会踏足未知。有时这会令人胆怯，尤其是刚开始的时候。为了发掘你的创造力源泉，你不应该遵循模式、模仿或复制范例。创造力不可避免地会涉及冒险、打破边界、挑战极限，以及引入新观点。如果遵守规则和获得正确的答案会让你感到安心，那么这种体验一开始可能会让你感到沮丧、矛盾和气恼。虽然使用艺术治疗并不一定容易，但是人们值得尝试，因为它是个人改变、成长和整合的开端，它会带来洞察、自我意识和蜕变，这也是大多数治疗形式的共同目标。

　　洛丽·万斯的作品还说明真正的创造力是充满娱乐性的、自发的和富有想象力的，它给予你自由，让你制定自己的规则，你在这样做的过程中经常会颠覆自己之前的臆断。洛丽·万斯的混合媒介作品体现了与情绪健康紧密相关的创造过程的主要特点——发散性思维。发散性思维就是超越已知的界限，整合无关的元素，重新组织或改变之前已经被接受的想法、观点和认识。从最简单的意义上看，沉浸在艺术治疗的创造性过程中是一种亲身实践的体验，它促进发散性思维，为了改善你的情绪健康，鼓励你尝试新的思考角度和方式。

在艺术创作中提升创造力

在尝试后文中介绍的艺术治疗练习之前，先了解一下你对创造力的定义会很有帮助。在回答"创造力问卷"专栏中的问题时，想一想什么情况能使你富有创造力、什么会干扰你的创意活动、你想创造什么，尤其是那些被你一直推迟的东西。

创造力问卷

1. 你如何定义创造力？

2. 你认为自己是个富有创造力的人吗？如果你是，什么特点使你富有创造力？如果你不是，为什么你不认为自己富有创造力？你认为生活中的哪个人富有创造力？什么特点使这个人富有创造力？

3. 你能否回想起自己特别具有创造力的实例？描述一下这个例子。

4. 你的创造力是否存在周期？你是否有时候比其他人更具有创造力？

5. 你是否有能特别激发自己创造力的事情？你是否在快乐时更具有创造力，或者其他某种情绪能激发你的创造力？

6. 当你没有创造力时，你会有怎样的感觉？

7. 你是否有想做但一直被推迟的创意活动？是什么？什么阻碍了你去做它？你是否有已经开始做但从未完成的创意项目？

有多少创造力的定义，就有多少如何提升创造力的理论。虽然创造力并不是能被教会的东西，但一些条件能够促进创造力的发展。以下就是一些比较常见的条件。

"宽容的"态度

当没有评判、先入之见或偏见时，创造力就会蓬勃发展。为了富有创意地表达自己，你必须能随意地尝试新体验，打破规则和臆断，自由地提出各种观点。你可以撕纸、破坏、重新安排你的图像，创造独特的使用材料的方式。你不需要遵守别人教给你的任何规则，也不必模仿其他人的绘画方法。

人本主义心理学家卡尔·罗杰斯说，创造力和一个人的开放性密切相关。为了拥有创造力，我们必须把先入为主的观念放到一边，接纳新信息和新情况。换言之，忍受模糊和矛盾信息的能力是创造过程的关键。

不担心别人的看法

正如第 3 章中提到的，简单地信任这个过程并遵循你的直觉和本能很重要。当我们心里清楚什么对我们来说是恰当的，而不依赖于他人的夸奖或评价时，你就会创造力爆棚。问自己以下问题：这个过程令我满足吗？我的画是否表达了自己的情感和想法？当你为自己创造而并不在乎他人怎么想时，这些问题就是真正重要的问题，是时候摒弃你在"创造力问卷"专栏中发现的一些消极的想法了。

停止自我批评

为了自由地尝试和探索，你必须停止自我批评的声音，比如"小心点""不要浪费颜料"或者"你应该做别的事情"（例如，洗衣服、整理书桌上的文件或者给汽车换机油）。在艺术创作中，你应该允许自己自由地探索和尝试，不要担心如何使用材料、用了多少材料或者在这个过程中花了多少时间。

此外，在发挥创意进行自我探索和自我表达的过程中，不要担心你做的东西是否"有用"。你的目的只是创造并享受这个活动。

接受没有对错之分

这需要你抛开对与错的规则，尊重所谓的错误，因为新的洞见往往来自这些错误。随意在画面中画一条线或者把颜料泼洒在纸上可能会获得新发现和意料之外的结果。

有目标，有激情

人们通过艺术创作来培养创造力需要辛苦的付出。俗话说得好，"创意来自5%的灵感和95%的汗水"。有目的、有激情地努力能够释放创造力。你必须愿意全身心投入，顺其自然。

放松与创造力

创造力来自很多内在之源，也会受到环境中很多因素的促进。从外部来说，我们需要艺术创作的环境、材料、安全感和接纳的气氛。从内部来说，创造力来自兴奋、快乐、灵感，有时候来自平和的内心深处。独处、不活跃、白日梦都是有利于出现创造力的状态，在这些时候，我们的意识处于很放松的状态，创造力会自然地流淌，此时我们对图像的接纳程度最高。

肖恩·麦克尼夫在他的书《相信过程》（*Trust the Process*）中写道，艺术家为了获得新的发现，可以从创作中跳脱出来，让自己放松。他们要么有力地、要么细微地促进创造的过程，但始终会尊重自己控制能力之外形成的东西。他们愿意顺其自然，愿意放松地对待。

正如我在前文中提到的，"顺其自然"在艺术治疗过程中往往是必不可少的。很多人发现在开始艺术创作之前，彻底放松会很有帮助。这属于个人偏好，并不是在开始做本书的练习之前必须做的。不过，放松有助于你变得更专注，缓解紧张情绪，摆脱已有的成见或臆断。我经常在开始工作之前先进行简短的放松练习。很多人发现，放松会对从日常事件过渡到创意时刻很有帮助。

以下是常用的放松和减压练习。你可以把它录下来，这样你可以听着做练习而不必背下来。在开始练习之前，坐在舒服的椅子上，两腿不要交叉。如果你坐在桌子边，可以把胳膊放在桌子上或者垂放在大腿上。

1. 闭上眼睛，专注呼吸，慢慢地吸气呼气三次。
2. 继续慢慢地吸气呼气，放松面部的肌肉，尤其是下巴周围的肌肉。下颌微微打开，让紧张从你的脸上流走。
3. 放松头部和颈部的肌肉，头略微前倾。
4. 放松肩部的肌肉，接下来放松手臂和手部的肌肉，再放松后背、胸部、腹部，一直放松到脊柱的根部。
5. 让放松感延伸到大腿、膝盖、小腿、脚踝和双脚，直到脚趾尖。
6. 从头开始向下详细查看身体是否有哪些部分还未完全放松。如果你觉得身体还有未完全放松的部分，做个深呼吸，把呼吸传递到那个部分，想象有一股温暖和放松感到达那里。在呼气时，想象紧张随着呼气离开了你的身体。

我觉得另一种让人也很放松的练习是想象自己吸入了彩色的薄雾或光。你可以选择让你觉得舒服或放松的任何颜色，这种颜色可以启发你艺术创作的灵感。

你可以播放令人平静的音乐来替代放松练习，播放什么类型的音乐依然是根据自己的个人偏好。冥想时通常使用古典乐、器乐或打击乐，你可以把放松练习连同第 5 章的自发意象练习一起做。

进入心流状态

当你全神贯注于活动、忘记了时间时，创造的过程会令人特别充实。米哈里·契克森米哈（Mihaly Csikszentmihalyi）把这种体验称为心流，这是一种独特的专注状态，你觉得自己充满积极性、有活力、非常专注，完全沉浸在当下。在体育运动中，这常被人称为进入了状态，是一种超越身心的状态。除了手头的任务，你忘记了周围的一切，意识和行为合一。

行为与脑科学专家丹尼尔·戈尔曼（Daniel Goleman）说，心流是处于最佳状态的情商。情商包括情感的自我意识、自我激励和对他人情感的共情。戈尔曼认为情商对创造力来说必不可少，这是一种可以通过心流培养出来的能力。当人们处于心流状态时会更有成效，因为他们平静、专注、自足，就像在冥想一样，脑波处于放松性警觉状态，这可以激发灵感和信心。如果你在绘画或构建时进入了心流状态，你会觉得自己好像成为自己创造的事物的一部分或与其合为一体。

虽然你可能已经体验过心流，但以下建议有助于你通过艺术创作来体验心流，从而提升你的创造潜能。

·**挑战自己**。当活动需要你扩展自己的能力，但又不会困难到令你沮丧或厌烦时，就会发生这种心理状态。换言之，选择从事一种稍稍高于你能力水平的创意活动。

·**保持专注**。活在当下，不要评判你做得如何或做出来的东西怎么样。就像我们在第 3 章中探讨的，让你创作的东西自然而然地形成，并且不要留下自己的痕迹。焦虑会妨碍心流，做类似上一部分中介绍的放松练习，或者播放巴洛克音乐作为背景音乐，每分钟练习 60 到 70 次能自然地引发放松性警觉的状态。

·**给自己时间**。拥有创造力的一个很重要的因素就是时间。如果你必须在日程表中写出富有创造性的表达，那么尽量给自己足够的时间，这样你就不会被这种深度专注的体验所折磨。没有什么比在你做自己喜欢的事情时反复暂停、反复中断心流状态更扼杀创造力的了。

·**允许自己沉迷**。一旦你通过创意活动找到了心流，只要有可能就应该反复体验心流。你体验这种极乐的状态越多，就会越想回到这种状态。你回到这种状态越多，就越容易"顺其自然"，在创造过程中获得更深层的满足。

　　在继续探索之前，你一定要认识到变得更有创造性并不是解决情绪问题、个人冲突、家庭问题或令人不满的人生的灵丹妙药，但是有创造力确实对人格有很大的影响，能提供让人去尝试、探索、发现、超越极限、发现内在的资源、实现改变和成长潜能的机会。艺术创作的创造性过程能让人产生自尊心、自信感，增加自己的敏感度和理解力，从而提升生活质量。

第 5 章

准备：利用环境和材料

处理材料固有的美及其始终如一的可靠性会把我们带入深层的疗愈过程。

琼·埃里克森（Joan M. Erikson）
《智慧与感觉：创造力之路》（*Wisdom and the Senses: The Way of Creativity*）的作者

　　艺术治疗不仅涉及学会信任创造的过程并发自内心地画，还需要你了解如何创造适当的环境以及艺术材料如何有利于各种表达。如果你在治疗师的指导下创作，治疗师通常会提供环境和材料。很多治疗师鼓励人们使用简单的材料，目的是激发自发的表达，强调的是使用材料快速创作出一幅图像，这样来访者和治疗师就可以基于此开始对话了。

　　在我作为艺术治疗师的实践中，我愿意帮助人们更多地了解自己将要使用的材料。我相信了解什么材料合适有助于人们发展自己的视觉语言，加深自己的艺术治疗体验。我经常让人们在家继续自己的艺术创作，所以我认为提供如何选择材料、如何设置家里的创作空间的建议很重要。我喜欢向人们推荐比较复杂的材料，尤其是如果他们想延伸到简单的绘画活动之外的话。如果你打算尝试本书介绍的一些艺术治疗练习，你也应该更多地了解材料以及如何创造适合艺术创作的环境。

创建空间

　　有利于发挥创造力的环境是艺术治疗的重要组成部分。如果你有可能在治疗师的办公室或工作室里，在他们的指导下进行创作，这取决于治疗师。有些治疗师的办公室里有用于艺术创作或表达性创作的桌子或画架，有些治疗师的工作室类似真正艺术家的工作室。在医院或诊所中工作的艺术治疗师会有精心设计的艺术室，人们可以在艺术室里单独或集体进行创作。如果他们指导的是残疾人、因病只能躺在床上或待在房间里的人，他们就需要改造这个空间。

有一个专门用于创造性活动的房间当然很好，但这通常是不可能的，但是哪怕是最小、最简单的空间也可以被改造为艺术区。在帮助救助所的孩子时，我经常不得不把厨房的餐桌（有时是乒乓球台）或电视室的一部分改造成艺术创作区；医院里的病人或养老院里的老人经常不得不在床边或折叠小餐桌上进行创作。哪怕像这类狭小空间一样条件有限，我们依然可以为艺术创作设置适合的空间。

本书中介绍的大多数练习不需要很大的空间，有些甚至是便携的（比如视觉日志）。不过，你应该在家设置一个可以摆放材料、舒服地进行创作，并能放置创作中的艺术作品的空间。独自创作需要你思考在哪儿进行创作，以及如何将其安排到你的环境和生活方式中。如果你打算在家体验本书中的练习，你需要确定可以进行艺术创作的空间。在选择和设置这个空间时，以下是需要考虑的重要因素。

环境

有专门用于艺术创作的空间当然最好，但这不是必需的，尤其是在你刚开始这项活动时。这个空间可能是你能够在家中进行创作的地方，比如房间的一角、地下室或一间多用途的房间。你可能需要重新摆放家具或设置隔开空间的屏风。

理想的情况是你有一个可以摆放材料和半成品的地方，比如可以摆放未干的画作或未完成的拼贴画。如果你不可能在家里找到这样的地方，那么你应该把材料存放在一个方便自己使用的地方。同样很重要的是，你需要一个不用担心会弄脏、弄乱的地方，尽量选一个可以摆放半成品的地方，而不必每次都拆卸、收拾。

创作需要的载体

你也许喜欢在地板上创作，但大多数人都需要一个可以在上面创作的载体。如果没有这样的载体，你需要买一个画板或一块光滑的胶合板，你可以把它放在腿上或横放在另一个创作载体上。有些人在厨房的台面上进行艺术创作，你一定要确定桌上没有烤面包机、调料或其他会干扰你注意力的东西。在选择创作载体时，如果有可能，尽量选择可以只用于艺术创作的载体。

你还可以使用画架。市面上有一种简单、便宜的桌面画架，可以放画板，这样你就可以在直立的载体上创作了。有些人喜欢利用墙面，把纸固定在墙上创作。在我的工作室里有一扇表面光滑的门，不用的时候，我会把它靠着墙放或塞在家具后面。如果你想在墙面上创作，应该在墙上固定一块石膏板。你可以把墙刷成白色（或和你的墙相配的颜色），把纸或其他材料钉在上面。这种工作区也可以用来挂完成的作品或半成品。

如果你担心作品被损坏，可以用一张厚纸或纸板保护工作载体。

贮存

如果你的创作区域不只用于创作（比如是厨房的台面或家里房间的一部分），你可以用一些贮存容器存放你的用品：纸箱或锡制糖果盒可以用来存放绘画用品，塑料筐适于存放纸、素描本和比较大的物品。

如果你想在家以外的地方创作，用带隔断的篮子存放素描本、绘画材料、剪刀、胶水或其他一些简单的用品会很有帮助。尽管我有工作室，但也会在野餐篮里放一些纸、绘画工具和其他用品，这样我就可以把它们带到其他地方。你可以把装有绘画用品的篮子拿到停车场、等候室、汽车或其他人的家里。

光线

艺术创作时使用自然光最好，但不一定总有自然光。台灯就是很好的替代光源，你可以调整台灯的方向，并且它价格低廉，可以在大多数超市买到。很多台灯都可以用螺丝固定在桌面上。不要使用荧光灯，它们对你的眼睛有害。

展示

你的作品有可以悬挂的地方非常重要，它们可以挂在墙上或公告牌上，前文中提到的石膏板也很适于展示作品。你能看到自己的作品有助于激励你、促使你获得新的想法和方向。

安全感

同样重要的是，在你选择的创作空间里，你应该有一种信任感和安全感。这意味着这个空间是私密的，你的作品在这里不会被污损。

在指导受过虐待或家里存在家庭暴力的孩子时，我会尽量创造任何艺术表达都被无条件接纳的氛围。为了让这些受过创伤的孩子自由地表达，非评判性的态度非常重要。

在指导因为创伤、丧失、情感障碍或家庭问题来接受艺术治疗的成年人时，我也会留心他们的信任感和安全感。就像很多读这本书的人一样，他们一开始对艺术创作持有怀疑或紧张的态度，担心失败、丢脸或不知道从何开始。作为艺术治疗师，我会传递之前提到的观点：他们不必接受过艺术训练，重要的是创作过程；他们应该相信自己的直觉和创作方式，不要担心自己的作品。

如果你自己在家做本书中的练习，你将无法获得治疗师的反馈和支持、无法获得他们的指导和鼓励。在这种情况下，你需要思考如何让你的创作空间给予你安全感、如何让它有益于你的创作。对有些人来说，保护隐私是至关重要的；对另外一些人来说，尊重他们的艺术表达、材料和创作空间是必不可少的。

个人偏好

为了激发你的创造力，有些东西对你来说是必需的，比如窗户、新鲜空气或美好的事物，比如植物或陈设品，这取决于你的偏好。有时音乐有助于营造气氛，或者有助于你放松，让你专注于自己的创作。播放哪种类型的音乐完全属于个人偏好问题，很多人喜欢播放古典乐或器乐。你也许想尝试不同类型的音乐，看看什么音乐能激发你的创造力。

时间

确保你可以在较长时间里不受打扰地使用你的创作空间。你还需要下决心给自己足够多的创作时间，这是个人目标的一部分，我们在第 3 章和第 4 章中探讨过这个主题。你必须愿意付出足够多不会被打扰的时间，让自己完全沉浸在创作过程中。

关于艺术材料和用品的建议

如果你找专业的艺术治疗师，他们通常会提供艺术创作的材料，告诉你如何使用它们。我认为为了获得最佳的艺术治疗体验，人们必须熟悉这些材料。了解材料有助于你搞清楚不同材料的功能，为你的艺术探索打好基础。

如果你以前没有使用过艺术材料，你会惊讶地发现每种材料都有自己的"人格"。铅笔、粉笔、蜡笔、毡头马克笔都可以用来画画，但每种笔都有不同的特点。纸也有很多不同的性质：有非常光滑的、有粗糙的、有吸水能力很强的。

艺术治疗师有时会根据材料的特点来为客户设计艺术创作活动。例如，有些媒介更有流动性（比如水彩、蛋彩颜料、丙烯或粉笔油画棒），这些材料阻力小，但比较难控制，因为它们是水性的（比如颜料）或粉末的（比如粉笔油画棒）。相反，有些媒介被认为阻力比较大（比如铅笔、毡头马克笔和剪纸拼贴画），这些材料使你可以画得更准确、更细致，它们比较容易控制。

在帮助有情绪障碍或有创伤经历的儿童时，我经常想绘画材料会如何影响他们。例如，对于非常情绪化或多动的孩子，我会引导他们使用低流动性且容易控制的材料，比如贴拼贴画或者用毡头马克笔画画。在选择阻力比较大的材料时，我会尽量提供给他们有条理、有结构的体验，降低他们的焦虑或紧张感，使他们的情绪比较平静。在其他时候，我会引导他们使用比较有流动性的材料，比如颜料或软黏土。例如，我曾经帮助过很多受过虐待或忽视的孩子，他们已经失去了嬉闹的能力，或者对表达自己感到胆怯或拘谨。在这种情况下，我会提供类似颜料这样的材料，帮助他们放松、玩起来，使他们能自由地表达自我。这是关于艺术治疗师应该如何考虑材料的两个简单例子。当你使用本书中活动指定的材料时，注意它们具有各种不同的性质，从艺术创作的角度来看，这很重要，并对你的创作产生影响。

你还应该把艺术材料的性质看作连续体的一部分。艺术治疗师海伦·兰佳顿（Helen Landgarten）创造了一种将材料从比较可控到不容易控制分类的方法。例如，铅笔和彩色铅笔在连续体上处于最可控的一端，因为它们的阻力比较大，你可以控制其细节和精确性；湿的材料处于连续体的另一端，比如湿黏土和水彩，它们不容易控制和约束。

在开始用艺术材料做本书中的练习时，你会发现你对材料有偏爱。你可能喜欢颜料的流动性，不喜欢彩色铅笔的阻力，或者你更喜欢拼贴画或黏土的触感。材料尺寸也是一个影响因素。有时候你喜欢在大幅白纸上创作，有时候你觉得在2英寸①见方的小纸上创作比较合适。一段时间后，你的偏好可能会改变，或者你

---

① 1英寸≈2.54厘米。——译者注

觉得一种新材料更能发挥创造力、更能给你满足感。至于什么材料最好，没有对错之分。通过不断尝试，你会发现最适合你的材料。

此外，艺术材料的价格差别很大，你第一次去艺术用品商店可能会因此而感到不知所措。慢慢逛，摸一摸材料，感受它们，如果你感到困惑，可以咨询店员。如果去艺术用品商店让你感到有压力，那么还有一些不那么令人畏惧、价格通常也更便宜的选择。很多折扣百货店会设有小型的工艺美术部，出售经济实惠的素描本、绘画材料和颜料。办公用品批发商店也有艺术材料，而且价格合理。另一个选择是从艺术用品购物目录上购买。

你还可以收集免费的材料或者废物利用。例如，你可以开始收集彩色杂志、目录、卡片和其他通常会扔掉的纸；你还可以收集有趣的购物袋、盒子、盖子和容器，这些东西对做剪贴画盒子很有用（我将在第 6 章中探讨），它们既可以作为艺术材料，也可以作为灵感的来源。

查看特定类型的绘画载体和材料

在开始本书的练习之前，收集你需要的材料。我在下文列出了一些基本的材料及其性质。我经常为接受艺术治疗的人提供类似的清单，帮助他们熟悉可以在家使用的美术用品，他们也可以带着这张清单到艺术用品商店购买材料。

至于绘画载体，我指的是任何可以在上面画画的东西。纸（将在下文中介绍）是你最熟悉的绘画载体，但还有其他的绘画载体。其实你可以用任何东西、在任何东西上画，因为绘画不仅限于用纸和笔。小时候你用小棍在沙子或泥土上画画，或者用手指沿着天空中云彩的轮廓描画。虽然你没有用纸和笔，但这些同样是你绘制线条、图案、形状和设计的经验。

纸

使用高质量的纸绘画非常重要。最经济的纸是新闻纸，新闻纸比较轻，价格便宜，有各种尺寸。新闻纸有的论本出售，有的论卷出售，有时你可以从报纸公司免费或以非常低的价格得到成卷的新闻纸。有的新闻纸比较光滑，有的则比较粗糙。人们一般用铅笔或炭笔在新闻纸上画素描，不能用很尖的铅笔在纸上画，因为会把纸戳破；也不能在新闻纸上涂颜料，因为水会把它变得很软。14 英寸 × 17 英寸的本子很适合用来实验铅笔、蜡笔、马克笔或粉蜡笔等材料。

购买 80 磅[①] 白纸的素描本或图画纸簿，用来进行多功能绘画和拼贴画。这类本子有各种尺寸、各种装订方式。一开始你可能会喜欢螺旋装订的素描本，因为它可以平放，最容易使用。你还可以用 8.5 英寸 × 11 英寸的纸到当地影印店制作一个螺旋装订素描本，这样会非常便宜。标准的打印纸很适合用来进行本书中的绘画练习和一些拼贴画练习，不过它不适合用颜料和其他材料在上面绘画。

艺术家日记本

除了素描本和图画纸簿，你可以在很多杂货店和艺术用品商店里买到各种艺术日记本。日记本是用白色图画纸装订而成的，有各种尺寸，小尺寸的可以放进口袋或手提包，大尺寸的会非常大。你最好多准备几种尺寸的日记本，就像纸一样，你有时候会偏爱某种尺寸的日记本。

大多数日记本和素描本是长方形的，但有些是正方形的。为了做本书中的练习，尤其是画曼荼罗日记时，你需要购买正方形的本，我们将在第 6 章中介绍这个练习。你还可以准备一些你喜欢的纸（白色或彩色），把它们裁切成你喜欢的尺寸，去影印店装订起来。

---

① 80 磅的纸相当于国内 118 克的纸。——译者注

包肉纸和牛皮纸

包肉纸指的是白色成卷的纸，宽度从 24 英寸到 54 英寸不等。你可以在办公用品商店和艺术用品商店按英尺 ① 购买它，价格很便宜。你也许想在个人创作中用到它，但它通常被用于艺术治疗中大幅的集体创作。

牛皮纸类似包肉纸，但牛皮纸一般更结实，有多种颜色。你可以用几大张棕色牛皮纸来做拼贴画，也可以用牛皮纸来创作比素描本尺寸更大的画。

其他绘画载体

当我还是艺术学校里的穷学生时，我通常买不起最好的画纸，迫不得已发现了很多其他可以作画的材料。购物纸袋是我最喜欢的材料之一，我尤其喜欢有褶皱和被撕坏的袋子，经常从朋友那搜罗或从垃圾桶里捡。现在，我买得起大多数画纸，不过很多时候我依然喜欢在旧纸袋上、名片背面、黏性便签簿上、马尼拉文件夹上或旧信封的内侧画画。纸的尺寸和质地都很重要，有时候我喜欢用圆珠笔在小小的方形便签簿上画画，有时候我喜欢棕色大购物纸袋的尺寸和质地。所有这些材料都可以用来创作，准备一个大文件夹或箱子，用它来收集将来有可能用于画画的纸、袋子、文件夹和卡片。

油画棒

油画棒就是油性的、软的绘画棒，有各种颜色，是一种很容易使用的绘画材料。你在艺术用品商店可以买到成套的油画棒，价格不贵，大型百货商店通常也卖油画棒。如果你想在绘画中将颜色进行混合，使用油画棒是很好的选择。

---

①　1 英尺≈0.3048 米。——译者注

粉笔油画棒

粉笔油画棒是条形、粉末状的，就像在黑板上写字的粉笔一样。它和油画棒类似，也可以混合颜色画出柔和的边缘和线条。使用粉笔油画棒可能会把画弄得有点脏乱，因为会掉落粉尘。如果你担心粉笔灰弄到家具上，请小心使用。用粉笔油画棒画完画后，你应该使用固定剂来防止画面被污损。你可以用头发定型剂或专门的绘画固定剂，后者有毒性，必须在室外或通风非常好的房间里使用。

粉笔油画棒是成套的。你一开始比较适合用 12 色或 24 色的粉笔油画棒。

绘图铅笔

你应该准备几支好的绘图铅笔，可以用它们画素描或其他画。普遍的 2 号铅笔就可以完成本书中的绘画活动，不过我通常建议人们也要从艺术用品商店里买几支绘图铅笔。绘图铅笔分为不同的软硬等级。例如，1 号比 6 号硬，1 号铅笔可以画出比较淡的线条，6 号铅笔画的线条会比较黑，绘画选择 2 号、4 号和 6 号铅笔就好。如果你想画非常黑的线条，还可以买炭笔。此外，一定要买几块好橡皮（不要想着用黄色办公铅笔一端的橡皮）。

毡头马克笔

毡头马克笔很容易买到，也很容易使用。它们唯一的缺点是持久性，也就是说，你没法把你画的擦掉。毡头马克笔的优点是有各种明亮的颜色，用它们作画很有趣，还会让人很兴奋。

马克笔有尖头的，也有扁头的。如果你想用马克笔画画，两种笔都要买。尖头的马克笔适合画细节，扁头的马克笔适合画大面积的颜色。两种笔都可以成盒买，也可以单买。买的时候，应该每个色谱中至少买一种颜色（红、橙、黄、绿、蓝、紫），还要买棕色和黑色。不同价格的毡头马克笔的质量会有很大差异。便宜的笔颜色很少，画出的画容易干，笔尖也很快会磨损、容易坏。折中的方法是买一些不太贵的马克笔，再配上一些比较贵的笔，比如你可以给自己最喜欢的颜色买贵一点的笔。

颜料

本书中的练习要使用的颜料都是水溶性的。换言之，用水和温和的肥皂（或者洗洁精）就可以把手和涂色工具洗干净。在你刚开始使用颜料、刚设置了绘画空间时，用水溶性的颜料绘画会比用油性颜料容易，清洗油性颜料需要稀释剂和清洁用品。用水溶性颜料不会像用油性颜料那样有强烈的气味，如果通风不好，或者如果你对化学气味敏感的话，这一点很重要。

你很容易在百货商店和艺术用品商店里找到水彩，它们有管装的、有盘装的。你可能比较熟悉学生在学校里用的 8 色水彩套装。一套简单的盘装水彩就很好用，尤其是如果你用的是水彩纸和很好的画笔。你可以买成套的管装水彩，也可以买单支的管装水彩，有很多种颜色。水彩适合用来画自由发挥的画，因为它们不太容易控制，易与水混合。

蛋彩颜料有各种颜色，流动性强，很容易使用。你可以在大型百货商店买到很小罐的成套颜料，也可以在学生用品商店买到大瓶装的颜料。你也许还记得小时候用过粉末状的蛋彩颜料。粉末状的蛋彩颜料比较便宜，但混合粉末和水时会产生很多粉尘。最好买罐装的蛋彩颜料，免得吸入粉尘，在混合粉末时搞得一团糟。

丙烯颜料干得很快，通常不透明，很容易使用。丙烯颜料一般是管装或罐装的，大多数都是无毒的。如果不确定丙烯颜料是否有毒，最好查看包装上的标签。丙烯颜料是油画颜料的替代品，油画颜料需要很长时间才能干透，而且有刺鼻的气味，不适合在小空间里使用。你可以在艺术用品商店里买到丙烯颜料初学者套装，包含固定的几种颜色，几种颜色混合可以产生新的颜色。

使用所有颜料都要用画笔。你应该尽可能买比较好的画笔，因为它们很耐用，用好的画笔会让你的绘画体验比较愉快。便宜的画笔会掉毛，掉的毛会黏在你的画上，这是令人沮丧的经历。你应该买一两只好的水彩画笔、几支平头和圆头的人造毛丙烯画笔以及蛋彩画笔。你还要买几支泡沫刷，它们非常耐用，有各种尺寸，可以用来画丙烯和蛋彩颜料。当你想铺大面积的颜色时，泡沫刷会很好用，而且容易清洗，你可以在任何百货商店或五金店买到。

底涂料

底涂料是一种白色奶油状的绘画媒介，用来给作画载体（比如画布）打底。本书中的一些练习建议使用底涂料，至少你应该准备一夸脱^①底涂料。你可以在各种作画载体上使用底涂料，包括纸板、木头、金属或塑料。例如，如果你想给一个塑料盒涂色，底涂料就会很有用，在塑料盒载体上涂一层薄薄的底涂料可以为画画或拼贴画做准备。

用底涂料和纸板可以做成一个简单而廉价的作画载体：积攒一些瓦楞纸板箱，把平的部分剪切下来，涂上底涂料。我还在垫衬衫的轻质纸板和比较便宜的水彩纸上涂底涂料，用来替代价格比较高的画布。如果你一次涂了好几张，那么在打算作画的时候，你会有各种尺寸的作画表面。

水彩纸

尽管本书中的练习并不需要使用水彩纸，但你也许想尝试一下。普通的素描纸也可以用来画水彩，但比较薄，禁不住水和水彩笔的摩擦。

水彩纸比普通纸厚，有渗透性，能很好地吸收颜料。根据水彩纸的表面不同，

---

① 夸脱：容量单位。分为英制和美制两种，美制中又分为干量夸脱和湿量夸脱。1英制夸脱≈1136毫升，1美制干量夸脱≈1101毫升，1美制湿量夸脱≈946毫升。——译者注

它们被分成不同类别：冷压纸（中纹）、热压纸（光滑）和粗糙纸（粗纹）。一本水彩纸一般有 10 到 15 张纸，你可以画完一张拆下来一张，也可以按张购买。

你可以买便宜的水彩纸试试，或者买几张学生用水彩纸。正如前文中提到的，你可以在学生用水彩纸上涂底涂料，用它画丙烯画或蛋彩画。

拼贴画

拼贴画就是在一个平面上（比如厚纸、纸板或木头）粘贴纸、物品或其他材料。拼贴画常用的材料包括报纸、杂志图片、卫生纸、布、线，还有你随手捡来的材料，比如玻璃、树皮、贝壳、小树枝及其他天然材料。

拼贴画是艺术治疗中很受欢迎的一种形式，因为它很吸引那些对画画没信心的人。对于简单的拼贴画，你只需要各种质地的纸和可以把这些纸粘在上面的结实载体。纸也是最容易操作的材料之一，你只需要非常简单的工具和用品—— 一把好剪刀、白胶或橡胶胶水、各种纸和捡来的东西。在做拼贴画时，你可以剪纸或撕纸，还可以贴上你想贴的任何东西。

用一个小纸箱存放杂志图片、购物目录、垃圾信件、邮票、包装纸、墙纸边角料，以及其他印刷品。你可以添加其他东西，比如细绳、纱线、布片。我也会捡一些东西，比如树皮、树叶、小树枝、干花、石头、贝壳。你也可以在小箱子里存放这些东西（见"基本艺术用品"专栏）。你还可以去艺术用品商店找找有趣的包装纸、剪纸、彩纸或金属箔。用彩色绵纸做拼贴画特别有趣，因为它们是半透明的，如果贴上好几层，下面纸的颜色会透过来，产生意想不到的效果。

基本艺术用品

本章介绍的材料对艺术创作和完成本书中的活动很有帮助。如果你想给基本用品列个清单，那么以下是本书练习所需的基本材料：

◎ 白色画图纸——素描本或几张纸（18 英寸×24 英寸是合适的尺寸，因为你可以把这么大的纸裁成较小的纸）；

◎ 铅笔和橡皮；

◎ 毡头马克笔——尖头的和扁头的，至少要有几种最基本的颜色：红、橙、黄、绿、蓝、紫、棕、黑；

◎ 油画棒—— 一盒油画棒至少有 12 种颜色（24 色更好）；

◎ 粉笔油画棒—— 一盒粉笔油画棒至少有 12 种颜色（24 色更好）；

◎ 剪刀；

◎ 白胶或橡胶胶水；

◎ 一卷胶带；

◎ 一箱你收集的各种材料——杂志图片、彩纸、布片、细绳、纱线、天然的东西、闪亮的东西、闪光饰片和珠子；

◎ 水彩—— 一盒管装或盘装的 12 色水彩；

◎ 蛋彩颜料或丙烯颜料——选基本的颜色：红、橙、黄、绿、蓝、紫、棕、黑、白；

◎ 水彩纸——水彩本或几张纸（18 英寸×24 英寸是合适的尺寸，因为你可以把这么大的纸裁成较小的纸）；

◎ 调色盘——松饼烤盘、铝制饼盘、人造奶油的盒盖或塑料盘子；

◎ 盛水用的大罐子；

◎ 画笔——人造笔毛的画笔：1 英寸平头、1/2 英寸平头、1 英寸圆头，水彩笔：7 号或 8 号圆头；

◎ 自硬黏土——各种颜色；

◎ 素描本（用于视觉日志）——9 英寸×12 英寸；

◎ 笔记本（用于写下自己对作品的反应）。

循环使用的材料

你可以免费获得各种各样的材料。如果你每天看一看你扔进垃圾桶的东西，你很快会发现很多都是可以用在你的艺术作品中的材料，购物袋、垃圾信件、口香糖的包装、锡箔、包装纸、茶叶袋、线绳和购物目录都是可以用于艺术创作的可循环使用的材料。看一看你通常会扔掉的容器、塑料物品、瓶盖以及其他东西，把其中一些收到箱子里，以备将来使用或作为灵感的来源。

黏土

黏土具有可塑性，你可以探索它的三维结构和质感。陶土是一种黏土，艺术家用它来制作陶瓷器物和雕塑，它本质上是由土和水做成的，在大多数艺术用品商店都可以买到，价格低廉。墨西哥黏土类似陶土，但和陶土不同，它具有自硬性，不需要烧窑。市面上还有合成的自硬黏土，例如 Model Magic 黏土，它很好用，可以用丙烯涂色。橡皮泥和我们熟悉的培乐多彩泥是另外两种形式的黏土，它们的颜色很丰富。橡皮泥会变硬，但不会彻底干透，所以可以反复使用。

尝试各种材料

我通常让长时间没有使用过艺术材料的人尝试一下绘画工具、颜料和拼贴画材料。这会让他们了解各种材料，对自己更喜欢哪种材料有初步的认识。了解不同材料的用途及其给人的感觉有助于人们扩展自己的视觉语言，更容易进行创作。

作为一名艺术治疗师，我对人们如何通过不同的材料来表达自己很感兴趣。观察人们如何使用材料能让我认识到某人更喜欢哪种材料，或者哪种材料更能让其发挥出创造力。例如，有些人觉得用颜料能更好地表达自己，而有些人觉得拼贴画让自己更有激情和兴趣。虽然偏好和表达会随时间改变，但一开始你要知道哪种材料会让自己产生共鸣、哪种材料用起来舒服。以下两个尝试有助于你更多地了解材料以及用它们能做什么。

尝试 1：绘画材料

材料： 10 张 9 英寸 × 12 英寸的白色画图纸及绘画材料（铅笔、毡头马克笔、油画棒、粉笔油画棒）。

你将自发地创作，所以和自己达成协议，不要对自己创作的任何东西进行审查或品评。

1. 准备好这个练习所需的所有材料，将其放在你面前。
2. 用你感到舒服的速度来创作，用几种铅笔在纸上画线（直线、曲线、波浪线等）。试着改变笔触的压力，用铅笔涂抹线之间的部分。不要担心你的画看起来如何，如果你什么线都不想画，那么就乱画。画满一张纸后换另一张纸，至少用铅笔在两页纸上画满线条和阴影。
3. 用毡头马克笔重复这个练习（见图 5-1）。看看你能用马克笔画出多少种线和形状，观察马克笔画出的线条的粗细。在另一张纸上，用你最喜欢的颜色重复这个练习。

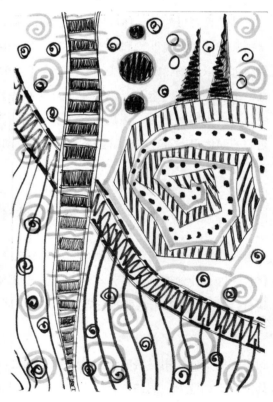

🎧 图 5-1　用绘画材料试着画线条和形状

最后，在第三张纸上，用你最不喜欢的颜色重复这个练习。

4. 用油画棒重复这个练习，尝试用一套油画棒中所有颜色的笔，以及用你最喜欢的颜色和最不喜欢的颜色试着在纸上混合两种或多种颜色，用纸巾柔化画的边缘或线条。在一张纸上画出网格，在每个网格里填上不同的形状、线条和图像（见图 5-2）。

5. 用粉笔油画棒重复一遍这个练习。你至少要画两页，用笔尖和笔的侧面尝试画不同的线条。就像画铅笔画一样，用彩色粉笔油画棒在画面的不同部分上涂抹。你还可以尝试在纸上混合两种或多种颜色，就像用油画棒的练习一样。

你在做这个练习时可以放音乐，让音乐带动你在纸上绘画。放节奏轻快的器乐或打击乐是不错的选择。

想一想你在第 3 步和第 4 步中选择的颜色，列出你为什么喜欢某些颜色而不喜欢其他颜色的原因。看一看你画的线条和形状，注意你喜欢哪些、不喜欢哪些。保存这些画，无论它们看起来有多幼稚。你日后会查看它们，将其和以后画的画进行比较，或者用其中某些部分创作拼贴画或其他作品。

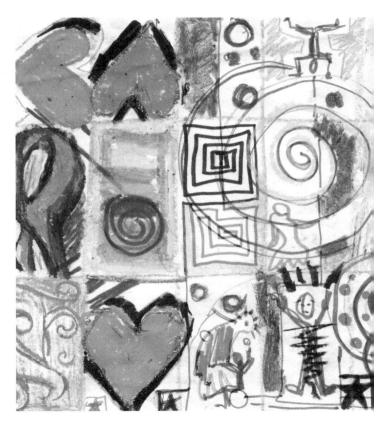

🎧 图 5-2　填充了形状和线条的格子

尝试 2：形状的游戏

材料：比较软的铅笔、彩色铅笔和几张白色图画纸。

1. 用你感觉舒服的速度创作，用比较软的铅笔或彩色铅笔在纸上画出三个或更多这样的形状：正方形、圆形、椭圆形、长方形、三角形。随意地画，一边画一边转纸，画出的不同形状可以互相重叠，只要你喜欢。

2. 用铅笔涂抹线条之间的区域。同样地，不要担心你的画看起来如何，只是乱涂乱画，看看会出现什么。

3. 在一张新纸上尝试第二个实验，用铅笔画一幅至少有三个重叠形状的画。看着这幅画，把它颠倒过来，从几个角度看它，看能不能从你的画中找到新的形状。用铅笔在形状里面和周围涂上阴影或颜色，给画面添加线条和其他形状（见图 5-3）。

你还可以用其他绘画材料做这个练习，比如油画棒、粉笔油画棒。你尝试的次数越多，你对材料的使用就会越自如，你越能自发地进行创作（这是第 6 章的主题）。探索和发展你自己的视觉词汇是艺术治疗的核心。

尝试 3：颜料的游戏

材料：水彩、蛋彩颜料或丙烯颜料、画笔、三张水彩纸和底涂料（可选）。

就像尝试绘画材料一样，你将自发地创作，所以和自己达成协议，不要审查或品评自己画出来的任何东西。如果你要尝试蛋彩颜料或丙烯颜料，那么应该准备涂有底涂料的水彩纸。底涂料大约要一个小时才能干，所以请提前做准备。你还可以在厚纸板上画蛋彩颜料或丙烯颜料，涂不涂底涂料都可以。

1. 准备你的材料（颜料和画笔）、一大罐水、用来擦笔的纸巾。

2. 如果你用的是管装的水彩或丙烯颜料，将每种颜色在塑料盘或铝盘上少挤一些。旧的泡沫塑料鸡蛋包装盒很适合做蛋彩颜料的调色板，一个格里每种颜色少放一点。

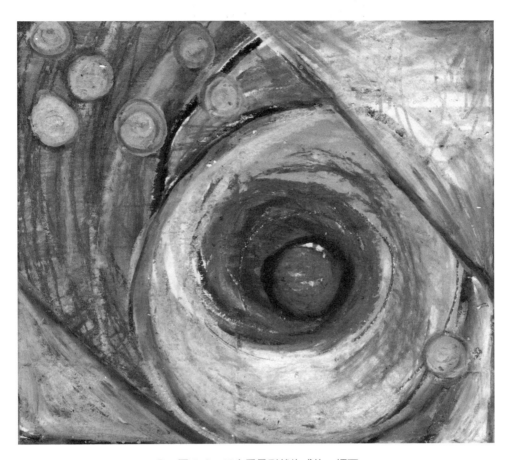

🎧 图 5-3　三个重叠形状构成的一幅画

3. 你可以使用三张纸或绘画板尝试以下任何一种做法或所有做法：用一支大刷子给纸刷一层水，试着在湿的表面上画画（这被称为洗）。每支笔都用一用，看看你会画出什么样的线条，用笔的侧面画出细线和粗线。试着用不加水的颜料、干的人造毛画笔画出不同线条和形状；试着在调色板上、纸上或画板上把颜色混合在一起；试着用面巾纸或被弄皱的纸吸干湿颜料，或者用棉签或纸在湿颜料上弄出印记（见图 5-4）。不要担心画得乱七八糟，你就像四岁孩子那样画画，如同第一次探索线条和色彩一样。

在完成以上尝试后，写下你对自己的画的颜色、线条和形状的想法。注意你对湿颜料和干画法的感觉，比如你是否喜欢用纸巾、弄皱的纸或棉签等材料来作画。就像保存现在的画一样保存这些尝试，以备将来用于比较。参考这些作品尝试用其他技巧进行创作，或者用其创作拼贴画或其他作品。

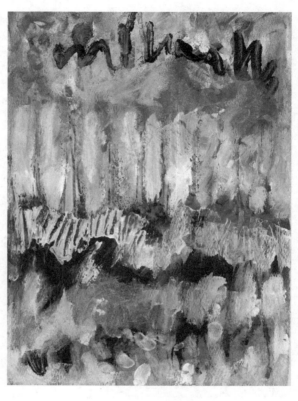

♋ 图 5-4 颜料的游戏

尝试 4：尝试拼贴画

材料：杂志、大张的厚白纸（9 英寸×12 英寸或更大）、剪刀和胶棒。

花几分钟快速浏览杂志，把吸引你的图片和文字撕下来或剪下来。就像做之前的练习一样，不要想太多选什么或如何使用它们。

1. 摆好你的材料，把所有图片和文字摊开，使你能看到它们。

2. 选出吸引你的图片和文字，确定你是否想进一步加工它们。

3. 在白纸上摆放这些图片和文字。当你找到喜欢的摆放方式时，用胶棒把它们粘在纸上（见图 5-5）。

完成拼贴画后，把它钉在布告牌或墙上，写下你对这个活动的感想。想一想你是如何使用这些图片的，它们之间是否存在某种联系？你是否有选择地剪下或撕下某些图片？如果你在拼贴画中使用了文字，你是怎么用的？把你的拼贴画收起来，几天后再拿出来，看一看你是否会对自己选的图片有新的印象。一段时间后，你会发现，这些图片和文字有了新的意义。

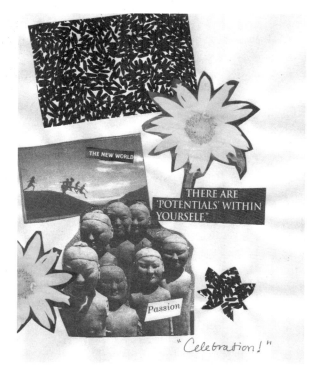

🎧　图 5-5　自由拼贴画的例子

尝试 5：尝试黏土

材料：陶土、橡皮泥或培乐多彩泥、旧擀面杖、梳子、铅笔、器皿、自然物品、蜡纸。

1. 摆出黏土和其他材料。

2. 把黏土放在两张蜡纸之间，用擀面杖擀平。用梳子、铅笔、器皿和其他东西给黏土塑形，或者在黏土上做出浮雕效果的线条、形状和图案。

3. 用一块黏土做练习，尝试用不同的动作（比如压、拉、弄平）或事先没有任何想法地创作一个作品。随意地揉捏黏土，没有规则或目的地进行探索。

4. 由于黏土具有可塑性，它会调动各种感官——视觉、触觉、听觉和嗅觉。你的手里握着一块橡皮泥或陶土，闭着眼睛，像第 4 章中介绍的那样，排出身

体里的压力，让自己放松。当你注意到自己的呼吸节奏时，就按照这个呼吸
节奏用大拇指挤压黏土。让呼吸节奏引导你手指的动作，持续 10 到 15 分钟。

保存艺术治疗的文件夹

过段时间后再看自己的作品也是艺术治疗的一部分。当进行一对一的治疗时，
我建议人们保存自己的作品或者我帮他们保存。这样，我们将来可以回顾所有的
作品，看一看作品中的图像和内容发生了什么改变。很多艺术治疗师会定期回顾
来访者的艺术作品，当治疗结束时，就用一次治疗的时间来回顾过去创作的所有
作品。

回顾作品有助于人们重视自己创作的作品。就像所有专业护理人士一样，艺
术治疗师尊重他们的病人，也非常尊重病人创作的作品。尊重病人的创造力和自
我表达是艺术治疗过程的一部分。让人们好好保管自己的作品传递了一种感觉，
那就是他们的作品和创造力很有价值。

如果你要做本书中的练习，一定要把完成的作品和半成品保存在一个地方，
比如放在艺术家文件夹里。文件夹有各种尺寸，我建议你至少买个 24 英寸 × 32
英寸的文件夹，它可以存放比较大的画作和其他平面作品。你也可以买两个一大
一小的文件夹，用来放不同尺寸的平面作品。你可以去艺术用品商店购买文件夹，
也可以通过艺术用品购物目录购买文件夹，其价格会相差很大。一开始，选择买
带塑料把手的棕色文件夹是个不错的选择。

如果你预算不多，也可以用宽胶带把两片从大纸箱上剪下来的瓦楞纸板粘在
一起，做成简易的文件夹。冰箱或大型家用电器的包装箱是做文件夹的理想之选，
而且很容易从商店里要到。你也可以从艺术用品商店买两张很厚的纸板做文件夹，
这种纸板叫画框内衬卡纸。

视觉日志

在接下来的几章里，我将介绍记录着各种特定主题、方向或使用特定材料的视觉日志。用素描本或艺术家日记本记录就可以，你应该经常在上面画画或做拼贴画。我经常让接受艺术治疗的人记录视觉日志，并把它作为两次治疗之间的作业。记视觉日志有助于你保持与艺术创作之间的联系，还能不断产生创意并发展你的视觉语言。从这个意义上看，它是一种过渡性物品，使你看到自己在治疗中获得的进步和成长。

日志通常意味着人们记日记或在其他地方用文字表达自己。你也许知道安妮·弗兰克（Anne Frank）写的《安妮日记》（*The Diary of a Young Girl*）一书。安妮是一个年轻的犹太女孩，这本书记录了她在第二次世界大战期间躲藏的生活。其他比如阿娜伊斯·宁（Anaïs Nin）和梅·萨顿（May Sarton）等作家也以类似的方式记录了自己的生活。

记日志对心理的益处已经得到了人们的承认，它在治疗中被用于表达情绪和情感补偿，帮助很多人度过了情感困难期，挨过了严重的疾病或令人悲痛的丧失。它是一种富有创造性的自我表达，也是人们对个人与世界的关系富有创造性的探索。日志是我们信赖的知己，帮助我们发现什么是重要的，并把它表达出来。艺术治疗师露西娅·卡帕席恩（Lucia Capacchione）提倡使用创意日志来促进健康状况和幸福感，并把记日志称为"发现自己的艺术"。

在准备开始记视觉日志的时候，选择一个写生簿，里面纸的大小要符合你打算用的写生簿的尺寸。11 英寸×14 英寸活页装订的多功能写生簿就很适合，还有适合铅笔、油画棒和毡头笔的比较贵的写生簿和艺术家日记本。你也可以把纸拿到当地影印店，让他们裁切成你想要的尺寸，进行活页装订。如果你喜欢在不同尺寸、不同类型的纸上创作，那么散页的视觉日志会比较适合你。你可以把散页

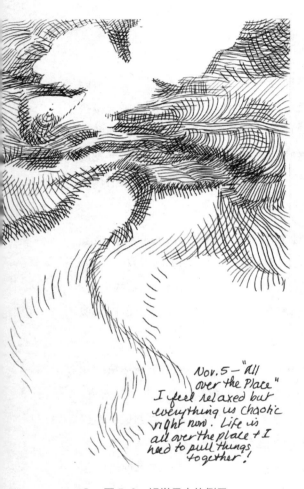

Nov. 5 - "All over the Place" I feel relaxed but everything us chaotic right now. Life is all over the place + I need to pull things together!

🎧 图 5-6　视觉日志的例子

的日志存放在文件夹里，记得给它们标上数字和日期，这样你就知道自己的创作顺序。

除了在日志中画画和创作作品之外，我认为你写下对自己作品的想法也很重要。我在第 10 章中描述了艺术治疗师如何处理人们的艺术表达作品的方法。不过在刚开始记视觉日志时，你给自己创作的图像起个名字、写几个关键词或几句话会很有帮助（见图 5-6）。

记视觉日志和记日记一样，都需要持之以恒。如果有可能，我鼓励接受艺术治疗的人每天都创作一篇视觉日志，至少要在两次治疗之间记几次日志。我在接下来的几章里介绍了记录各种视觉日志的方法。人们用的最好的一种开始记视觉日志的方法就是随意创作，这也是第 6 章的主题。

第 6 章

自发的艺术：画意象

在艺术治疗中，有两种创作方法：指定的和非指定的。指定的创作方法意味着有具体的主题或指示；非指定的创作方法意味着没有具体的主题或创作方法。例如，如果我对你说"画一画你的家人"，就是指定的方法，因为我对你的创作提出了具体的要求。如果我对你说"随便画点你喜欢的东西"，就是非指定的方法。这种创作方法有时被称为自发的艺术、自由艺术、自由的艺术表达，它意味着没有特定的指示或主题。自发的艺术指的是对要创作什么没有先入之见的绘画或其他艺术形式。我在第 1 章里介绍过的卡拉就是用非指定的方法进行创作的，她只是画出自己感受到的、头脑里没有特定主题的事物。卡拉凭直觉用艺术的方式自由地表达自己，她根据记忆、情感和童年的闪回创作出图像。

指定的和非指定的创作方法都很有价值，它们被用在艺术治疗的不同阶段。艺术治疗师对创作方法的选择取决于治疗对象、治疗目的，他们根据个体的需求、兴趣和偏好来分配特定的任务。在大多数情况下，艺术治疗师会提供简单的材料，用来帮助人们自发地创作绘画、拼贴画、雕塑等艺术作品。虽然人们通过绘画或其他艺术形式表达的意象是自发的，但治疗师会提供自发创作所需的方法或技术。本章后面的内容会介绍其中一些方法和技术。

自发艺术的理念对艺术治疗的影响很大。你也许还记得第 2 章中介绍的汉斯·普林茨霍恩收集的绘画作品，这些精神病人进行的艺术表达就是自发的，当时还不存在艺术治疗方法，病人经常不得不到垃圾桶里捡材料来进行自己的艺术创作。他们创作艺术的内驱力有力地证明了创造是人类普遍的需求，为艺术治疗的出现铺平了道路。正如前文中提到的，艺术治疗领域也受到了早期精神病学的影响，尤其是精神分析理论。精神分析最常用的方法之一是自由联想，即进入思维范畴内的任何事物，这本质上就是自发表达的一种形式。弗洛伊德被认为发明了这种方法，他用这种方法来了解意象（尤其是梦中的意象）和病人的生活有怎样的联系。荣格发明了类似的方法——主动想象。荣格的方法涉及观察头脑中自发出现的意象流。在自由联想和主动想象的影响下，自发的艺术创作成为艺术治疗的基础，因为它鼓励无拘无束的符号沟通和真诚的表达。

现在，无论是通过艺术创作、想象，还是通过梦境产生的意象，我们对大脑如何产生意象有了更清楚的认识。神经科学家发现在进行创意表达时，大脑中的很多部分都会变得活跃起来，这取决于艺术活动的类型。例如，画笔在画布上随意作画的动作主要涉及大脑中与运动技能相关的脑区；而根据记忆或事件作画需要很多来自脑区的信息，包括分析操作、顺序操作、逻辑和抽象等。随着对大脑、艺术创作和图像形成的了解越来越多，我们对精神分析理论、主动想象、自发表达的认识无疑也会有所发展。

自发意象之涂鸦

20 世纪，很多为了帮助人们创造自发意象的涂鸦方法的视觉艺术家，会尝试从无意识中创造艺术作品的方法。艺术家通过类似自动绘画和被称为精神自动作用的方法来表达潜意识心理，这些方法涉及从潜意识心理中发掘创意，无拘无束地通过颜料或其他材料来表达这些意象。

玛格丽特·南伯格是最早使用"艺术治疗"这个词的人之一，她因帮助病人自发地进行艺术表达而出名。南伯格相信，自发的艺术表达是以视觉形式直接无拘束地释放潜意识冲突的一种方法。在艺术治疗师的帮助下，这些意象（尤其是在用自由联想探索它们时）会成为自我理解的工具。南伯格还认为，通过这种表达，很多人发现自己具有未被发现的创造天赋，他们能够创造出生动新颖的艺术形象，哪怕他们并不认为自己是艺术家。

南伯格喜欢用粉笔油画棒和广告颜料来创作自发的艺术作品，因为她觉得这些材料容易使用。她还教人们涂鸦，这需要大张的纸和粉蜡笔或颜料。为了尽可能无拘束地画画，治疗师会指导病人放松身体，然后，病人们被鼓励毫无目的地画画，他们用粉蜡笔或颜料在纸上画出连续的、流畅的线条。完成涂鸦后，治疗师让病人查看线条的规律，试着从中找出图案、形状、物体、人、动物或风景。为了发现其中的图形，这些画会被转向不同的方向，然后会被扩展、精心描绘或修改。

南伯格非常清楚，通过这种方法产生的意象不是用于诊断。她认为，这是从潜意识中释放出自发的意象、激发自由联想的方法。然而，有些艺术治疗师和心理学家对这些涂鸦进行了研究，发现其能揭示精神疾病或情绪障碍的特点。在艺术治疗师运用的几种诊断活动中，涂鸦是其任务的一部分。

艺术教育家、南伯格的姐妹弗洛伦斯·凯恩（Florence Cane）也把自发的意象（尤其是涂鸦）作为激发孩子们创造力的方法。她相信，情绪是自发的意象和创造力的重要来源。凯恩设计出包含涂鸦、动作和声音的方法，帮助孩子们用艺术创作自由地表达自己。就像南伯格一样，凯恩认为，人们通过艺术进行的自发表达能激发自由联想，展露出他们潜意识的幻想和想法。

其他很多治疗师会采用被正式称为涂鸦技术的方法来帮助人们发掘潜意识心理，创作自发的图像。英国儿科医生唐纳德·温尼科特（Donald Winnicott）给孩子们设计了一种类似的技术，叫涂鸦游戏。孩子和治疗师交替画不规则的线，尝试从对方的涂鸦中发现图像并完成图画。这种技术的目的是让儿童通过艺术创作，以非威胁性的方式表达出内心的问题或冲突。

用涂鸦创作自发的图像

涂鸦方法和每个人的艺术经历也有关系。小时候，我们都是通过涂鸦开始自己的艺术表达的。无论你在青春期或成年后是否创作过艺术作品，你在小时候都有可能自发地创作过，比如：用马克笔或钢笔在纸上胡乱画线；在游乐场的沙箱里把沙子做成各种形状；或者在上学前班的时候，用大画笔画出一些图形。

18个月大的孩子就会在纸上涂抹，而且逐渐意识到自己能控制在纸上留下什么样的印记。到两岁时，大多数儿童会画出心理学家所说的涂鸦，研究者甚至能分辨出年幼儿童的涂鸦类型。大多数时候，儿童一开始的涂鸦看起来就像一个个点和随机的线条，后来就逐渐发展为自己更能控制画出水平线和圆圈。我们小时候都是从涂鸦开始绘画，这很自然就成为艺术治疗的起点，尤其是那些没有太多艺术创作经验或不确定从哪里开始艺术创作的人。

在接下来的部分里，你会发现一些更流行的练习，艺术治疗师用它们来帮助人们在纸上释放意象流，探索他们的个人象征。在开始涂鸦练习之前，你可以先做第4章中介绍的放松练习，花几分钟放松，让头脑变得平静。一开始，你最好闭上眼睛，听着让人放松的音乐或者冥想。你可以听着音乐做这些练习，最好播放能让人进入恍惚、放松状态的音乐。

闭着眼涂鸦

材料：18英寸×24英寸的白纸和粉笔油画棒。

1. 在你面前的桌子上或墙上放一张白纸。你可以把它贴在桌面上或钉在墙上，这样你在涂鸦时，它不会到处乱跑。
2. 选一支粉笔油画棒，什么颜色（最好别选黄色，因为黄色涂在在纸上不明显）的都可以。把粉笔油画棒放在纸的中央，闭上眼睛，开始在纸上涂鸦。不要担心你的笔是否画出了纸面，在30秒钟里随意地画各种线（在纸上涂鸦之前，你也可以先用粉笔油画棒在空气中涂鸦）。

3. 当你觉得画完成了，睁开眼睛看看你的画，看看各种线条和形状是否能构成什么图形，比如构成特定的形状、人物、物体等。把画转过来，从另一侧看。如果你在桌上涂鸦，你可以把它挂在墙上，退后再看。

4. 用任何你想用的颜色涂自己看到的图像。你可以给这个图像添加细节，让它看起来更完美或更好看，还可以设法通过添加细节、颜色和线条来使图像变得更清晰（见图 6-1）。

5. 完成后，把你的画挂起来，看一看你能想到什么标题。

　　这个练习有两个版本。第一个版本是睁着眼创作，有些人认为这种涂鸦方式让自己更舒服；而有些人觉得闭着眼睛创作让自己更放得开，可以更自由地创作。选择适合你的练习方式就可以。

　　第二个版本是用两只手涂鸦。在这种情况下，你可以两只手各拿一支粉笔油画棒，睁着眼睛，双手同时在纸上涂鸦。当你觉得画完成了，就从这些涂鸦中寻找图像。由于你双手同时作画，你可能会看到镜像的形状、人物或物体，还可以用粉笔油画棒给你的图像画轮廓、涂色和添加细节。

用非惯用手涂鸦

　　创作自发意象画的另一种方法是用非惯用手（也就是你通常不用来写字的那只手）作画。尽管很多艺术治疗师和其他人

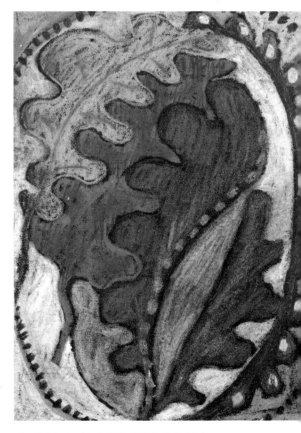

🎧　图 6-1　涂鸦中发现的图像的例子

尝试过用非惯用手绘画或创作，但最著名的可能是艺术治疗师露西娅·卡帕席恩，她把这种绘画方法称为"另一只手的疗愈力量"。

你可以使用前面练习中列出的材料，尝试用非惯用手来涂鸦。当你完成了涂鸦，就可以用惯用手或非惯用手给画添加细节，看一看用哪只手涂鸦比较舒服。虽然卡帕席恩推断用非惯用手涂鸦会触及个体之前未知的那部分人格，但我认为用非惯用手涂鸦能让人放得开，有助于其无拘无束地创作出自发的意象。如果拿起油画棒或粉笔油画棒作画让你感到紧张或拘束，那么用非惯用手涂鸦会非常有帮助。

墨水和细绳的涂鸦

用细绳沾墨水或黑色蛋彩颜料画线和图案是另一种涂鸦和创作自发意象的方法。墨水和黑颜料创作的线条会非常雅致、有纹理感、有冲击力，能引发人们的想象。

材料：黑墨水（水溶性墨水最好，尤其在你不小心将其弄到衣服上的时候）或黑色的蛋彩颜料、棉线或纱线、18英寸×24英寸白质纸、粉笔油画棒或油画棒。

1. 你需要在平的载体（比如桌面或地面）上进行绘画活动，一定要在报纸、桌布或地面覆盖物上操作，因为墨水有可能留下永久的污渍。我还建议你穿上旧衣服或罩衫，以防万一。

2. 剪一段大约18英寸长的细绳。你可以用任何类似的细绳，不过使用棉线比较好，因为棉线吸墨水的能力比合成纤维好。用细绳沾黑墨水，你需要沾几次才能让细绳吸饱墨水。在纸面上拽这根细绳，画出线条、形状和纹理。各种动作会产生非常不同的线条和纹理，尝试几种拉动细绳的方式，比如让细绳打转、点点、猛击、扭动或往纸上甩。你的目的是用线条填充画面，直到你觉得创作完成了。

3. 当你对自己的墨水涂鸦感到满意后，继续再创作两幅涂鸦，这也让你的第一幅涂鸦有晾干的时间。

4. 把你画的第一幅墨水涂鸦颠倒过来或者转个方向，直到你从中看到自己喜欢的图像、形状或轮廓。就像前文中的粉笔油画棒涂鸦练习一样，你会看到有些线条像某种物品、面孔、人物、动物或风景的轮廓。用粉笔油画棒或油画棒完善这个图像，增加你认为有必要的或令人赏心悦目的细节。

颜料渍

在这个练习中，一开始绘制的图像看起来类似罗夏墨迹测试中使用的图像。心理学家用罗夏墨迹测试评估人格。你并不是要进行墨迹测试，而是要用颜料在纸上画出颜料渍，形成自发的图案。

材料：三张 18 英寸 × 24 英寸的白纸（你可以根据需要把纸裁小或者剪切成正方形）、水彩（盘装或管装，如果用管装的，把每种颜色少挤一些放在调色盘或盘子上）、画笔、一罐水、粉笔油画棒或油画棒。

1. 这项活动的第一部分会很快完成。拿出纸和绘画材料，把它们放在一个平面上，手里端着一大罐水。

2. 用一支大水彩笔在水里沾一下，然后在调色盘里沾一种或多种颜色。

3. 至少这样随意地画三幅画，完成第三幅画后，第一幅画应该已经彻底干了。

4. 看着第一幅画，将其转向侧面、颠倒过来，就像之前的涂鸦练习中一样，直到你在画中看到某种图像、形状或轮廓。就像在粉笔油画棒的涂鸦练习中一样，你会看到画中有像某种物体、面孔、人物、动物或风景的图形。用粉笔油画棒或油画棒完善这个图形，增加你喜欢的任何细节。

5. 当你觉得第一幅画完成了，给它起个题目。然后继续完成其他两幅画。

图 6-2 是颜料渍画作的例子。不要担心你的画是否对称，把纸对半折通常可以获得镜像和对称的图案，你的画不一定要平衡、两边都一样。顺其自然，用色彩和线条在涂鸦的轮廓中创作出图像。

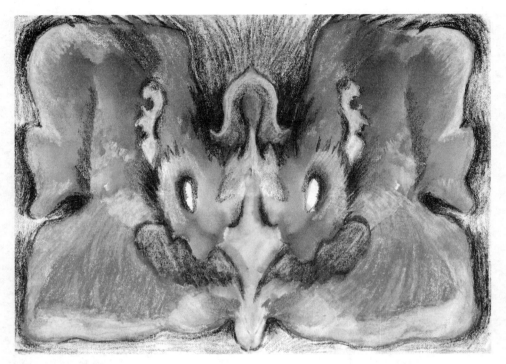

🎧　图 6-2　颜料渍练习的例子《鸟面具》

利用涂鸦和随意的画

对很多人来说，随意用绘画材料涂鸦、创作自发的意象的过程是富有创造力、令人放松和自由的。如果你上过美术课，那么你的创作体验会非常不同，这种创作没有规则，而只使用非常简单的方法。如果你认为自己不是艺术家，那么你在涂鸦中发现图像的想象力可能会让自己感到吃惊。艺术治疗师使用的很多初始艺术体验的目的是为了让人容易上手，更容易获得成功，通过这些体验，所有人都能创造并表达意象。

创作自发意象的过程虽然具有治疗的作用，但艺术治疗师通常会帮助人们超越这个过程，进而寻找图像中的意义。他们会用各种方法，其中一些方法是本书第 10 章的主题。你也可以用一些方法自己探索这些图像，但这样无法得到治疗师的帮助。

虽然一幅画可能蕴含重大的意义，但作为艺术治疗师，我对一段时间里创作的系列图像更感兴趣。在你画了几幅画后，你创作的画和内容会开始自然地发展，你的视觉词汇量会扩大。几周之后，你可能想回顾自己的作品，因此给每幅画标注日期、起标题是很重要的一件事。在你完成作品后，为作品写几句话，比如你对它的印象或对颜色、线条、形状和内容的描述。如果你对自己要求很高，可以为作品写个短篇故事或自由格式的诗。如果你什么都想不到，那就把画挂在墙上或放在每天都能看到的地方。你常常会在几天后突然想到什么，无论是在画的背面还是在日记本里，记录下这些描述。正如你将在第 10 章中看到的，除了艺术创作，写作也具有治疗作用，它还能帮助你运用讲故事的力量为你的画赋予意义、联结思想与情感，并且让你在一段时间后发现自己的个人象征。

我经常对来我这里接受治疗的人说，带着目的或未解答的问题开始涂鸦会对治疗很有帮助。目的和未解答的问题会为你的思想搭设舞台，促使其通过表达的艺术形象来寻找答案或启示。虽然这并不一定每次都有效，但在开始创作时尝试这种做法有可能出现令你吃惊的结果。

自发意象的画廊

观看人们用前文描述的方法创作的各种画有很好的示范作用。虽然我只是大致浏览了人们在几个月或几年内的艺术治疗中创作的一些画作，但这依然能让人了解那些自认为不是艺术家的人如何运用涂鸦创作出自发的意象。

　　癌症幸存者贝卡来做艺术治疗的目的是缓解抑郁情绪，应对为治疗复发的卵巢癌而接受的化疗。她在 8 年前被诊断患有癌症，接受了化疗和放疗，但两年后癌症复发了。贝卡不认为自己是艺术家，她想尝试能激发自己想象力和创造性思维的方法。无论在治疗时还是在家里，她都很喜欢墨水涂鸦练习。

　　贝卡创作的一幅墨水涂鸦变成了她的自画像，描绘了她在接受非常痛苦的化疗（见图 6-3）。她说，这幅画画的是"戴着头巾的女人陷入漩涡中，不停地旋

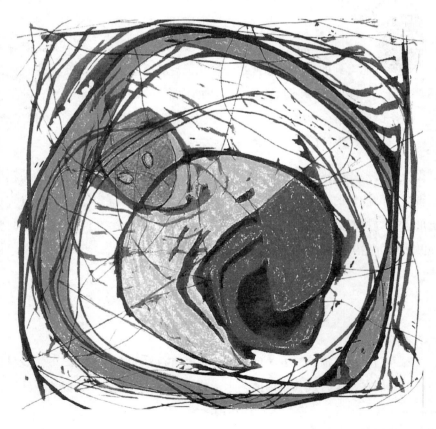

🎧　图 6-3　贝卡在涂鸦中发现的自发意象《陷入漩涡的戴头巾的女人，不停地转啊转》

转"。贝卡经常戴着色彩鲜艳的头巾接受治疗，头巾是为了掩饰她稀少的头发和治疗带来的副作用。虽然绘画没有神奇地治愈癌症和治疗副作用造成的抑郁，但绘画能使她表达那些很难向家人、朋友表达的情感，使我们有可能探讨如何在她癌症复发的影响下改变其生活。在整个化疗期间，贝卡继续用这种方法创作图像，她发现，这让自己在接受治疗期间或在感到无望、焦虑或悲伤的时候，专注而放松地创作自己的墨水涂鸦。

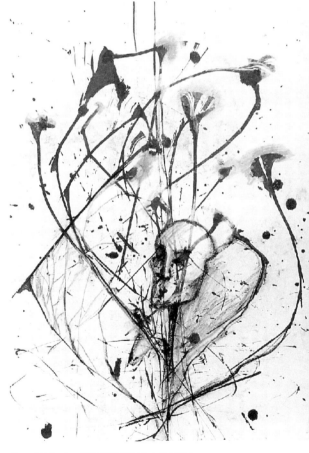

20 世纪 90 年代初，年轻的塔尼娅生活在被围攻的萨拉热窝，她最近才移民到美国。她发现，创作自发意象有助于自己表达对战争和大屠杀的经历。塔尼娅见证了可怕的狙击、轰炸和毁灭，因此常常会做噩梦，有睡眠障碍和记忆闪回。从诊断上看，她患有创伤后应激障碍，即经历严重的创伤、危机（尤其是经历暴力事件、战争或自然灾害）造成的一系列症状。直接经历过战争或者谋杀、死亡、毁灭事件的人经常会患上创伤后应激障碍，他们的梦境、闪回或记忆会生动地再现当初的情景。艺术创作有助于其表达这种创伤，以及表达与这些情景相关的恐惧、愤怒和悲痛。

塔尼娅在我组织的团体艺术治疗工作坊中创作了两幅特别有冲击力的墨水涂鸦画。第一幅画的是缠绕着花的头骨，这些花的茎是黑色的（如图 6-4 所示）。

🎧 图 6-4　塔尼娅画的墨水涂鸦画
《死亡围绕着我》

鉴于塔尼娅亲身见证了死亡和暴力事件，虽然她并没有对这幅画说些什么，但它很明显表达了死亡的主题。几周后，她创作了第二幅画，描绘了两匹长得像马、有翅膀的动物（见图6-5）。根据塔尼娅的说法，一匹长着翅膀的马解脱了，它在帮助另一匹小一些的、想要学习飞翔的马。在接下来的几周里，塔尼娅谈到这幅画就像表现了自己内在的重生一样，她对萨拉热窝那段经历的懊悔、愤怒和抑郁情绪在改变。她继续通过这种方法探索自己的情感。

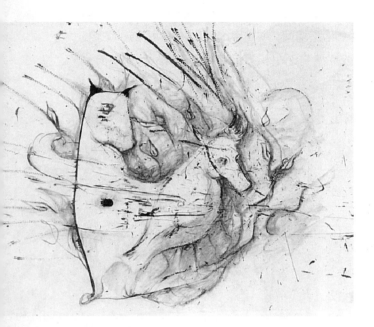

🎧　图6-5　塔尼娅通过墨水涂鸦创作的重生图

就像任何艺术表达一样，创作自发意象并不是解决生活中问题的魔法子弹，它不能奇迹般地缓解抑郁或长期的创伤。这种表达形式的目的是交流情感和想法，使它们变得可见。一旦它们落在纸上，你就有可能对它们做出反应、描述它们的性质或讲述它们的故事。

自发意象日志：发现你的视觉词汇

经常作画会开启很多理解和表达自己的可能性。艺术治疗领域的创始人之一玛格丽特·南伯格提出了应该经常创作自发的意象并记录对它们的感受。我经常鼓励人们记自发意象日志，写一写对自己作品的感想。一周创作几次（如果你喜欢，你可以每天创作）会使你逐渐意识到自己的作品在主题、色彩或形状方面的相似性，你也会自然而然地开始发展自己的视觉词汇。我所说的视觉词汇指的是你运用材料的独特方式，以及属于你自己的意象和象征。每当你创作自发的意象时，你都能对色彩、线条和图形有新的认识，也能学习如何操控绘画材料，从而提高你在涂鸦、颜料渍和非惯用手绘画中发现图像的能力。

记得给每幅画起标题，写下相关的几个词或几句话。如果纸不透光，你可以把它们写在画的背面，或者在日记本上写下你的标题和描述。你可以用一个单独的日记本记录自己的感想。尽管你的画可能是按时间顺序存放的，但最好每完成一幅画后就在上面标注日期。知道你的日志是什么时候写的很重要，这有助于你日后思考它与生活中事件的关系。

挑选一个素描本，纸的质量要好，因为你可能会用多种材料创作自发意象。有些素描本和写生簿可以画水彩。如果你认为自己会在自发意象日志中使用水彩，最好选能画水彩的纸。如果你想在不同大小和类型的纸上创作，使用散页的视觉日志会更合适；或者你可以像第 5 章中介绍的那样，把你的作品保存在文件夹里，给你的作品标上数字和日期，这样你就会清楚它们的创作顺序。

一开始，你可以做本章前文中介绍的涂鸦练习，尽量每天在素描本上涂鸦一张，从涂鸦中寻找图像和形状，并用绘画材料完善它。

曼荼罗：在圆圈里创作自发意象

在艺术治疗中，圆是一个天然创作的图形，因为在整个人类历史直至宇宙的起源，它都是重要的图像。银河的螺旋、行星绕着太阳的轨道和月亮在天空中都一再显现出圆形的运行轨迹。小时候，我们发现自己可以用蜡笔在纸上画出圆形、弧线、曲线和螺旋线。这是艺术创作发展的普遍阶段，全世界每个正常的孩子都会经历这个阶段，也是我们在图像创作上的第一次重大飞跃。当我们用马克笔或铅笔乱画出第一个圆形时，这可能就是自我最早的表征之一。

艺术表达中的圆形形式通常被称为曼荼罗。在梵文中，曼荼罗这个词的意思是"神圣的圆"。东方文化几千年来都会在视觉冥想中使用特定的曼荼罗。藏传佛教中的时轮可能是最著名的曼荼罗之一，它象征性地描绘了整个宇宙的结构。曼荼罗被认为是宇宙的全息图，也是个人意识的地图。很多文化都会在疗愈仪式中使用曼荼罗和圆形的传统。例如，美国西南部的纳瓦霍人为了治病会建造沙子曼荼罗。这些曼荼罗大到能容纳下病人，并会结合包括神圣的唱诵在内的净身仪式。

荣格被认为把曼荼罗的概念引入到了西方思想中。他在自己的书中描写他的病人经常自发地创作出圆形的画作，他用"曼荼罗"这个词来描述它们。第一次世界大战结束时，他对曼荼罗有过深刻的个人体验，1916 年，他创作了自己的第一幅曼荼罗画作，并在 1918 年到 1920 年间创作了更多这类的作品。他说，那时自己每天早上都会在笔记本上画一个小小的圆形图案——曼荼罗，他觉得它符合自己的内心状态。荣格认为，曼荼罗表示相反事物的统一，也是对自我的表达，代表了完整的人格。

曼荼罗被认为是一个人精神的反映，代表了改变的可能性。很多人认为当自己的梦境或艺术创作中出现曼荼罗时，就表示自身在向荣格所说的"个性化"或自我实现发展。荣格还认为，创作曼荼罗或梦到类似曼荼罗图形的人在以此补偿自己的迷惑感或创伤经历。他提到自己在临床中遇到的例子，比如父母离异的孩子、知觉混乱的精神分裂症病人等。他认为曼荼罗在所有人的精神内部都是被编码的，它关系到我们解决冲突与困境的需求。换言之，当某人面对整合或综合相对立的事物时，其梦境或自发的艺术创作中可能会出现曼荼罗的图像。

曼荼罗画与个人蜕变

对很多被情绪问题或身体问题困扰的人来说，自发出现的曼陀罗图形是其发生改变或蜕变的迹象。这种图形通常与人的完整感、成长、新事物的诞生或出现有关，也象征着对自我新的理解。

当一个人在经历巨变或克服困境时，其表达性作品中经常会出现曼荼罗图像。正患有严重疾病或正经历人生危机的人在身心疗愈的过程中会自发地创作曼荼罗图像。这些图像令人印象相当深刻，就像下面这个案例一样，讲述了我在门诊帮助过的一个患抑郁症的少女。

乔安妮是一个聪明、很吸引人的 16 岁女孩。我是在大学医院门诊部的青少年艺术治疗中心第一次见到她的。虽然她聪明、有能力，但在学校里的表现并不好，连及格都很困难。她一周会翘几天课，理由是自己觉得很不舒服。在接受学校心理医生的咨询时，乔安妮带去了自己在家画的一幅画，画的是她所说的"最后一次下沉的女人"（如图 6-6 所示）。这幅画的标题和内容让学校的心理医生认为乔安妮显然非常抑郁，她把乔安妮介绍给艺术治疗团体，担心乔安妮在故意躲着朋友和老师。

无论是在艺术治疗团队和个人治疗中，有几个月，我每周都会和乔安妮见面。她对画画很感兴趣，我鼓励她开始记"情感"日志，至少每周记一次，在日志中用画描绘自己的感受。一开始，她在治疗的时候画自己的日志，后来就开始在家画，每周在两次治疗之间可以画好几幅日志。

通过她的画，我们开始更多地了解什么在困扰她、什么让她感到沮丧。她最初的画往往很抽象，都是一些毫无联系、混乱的线条、色彩和形状。乔安妮反思自己的画的特点，这些特点都体现了她当时的生活状态。她感到孤独，没有目标，和其他人关系疏远，学业困难，对人际交往没有兴趣。她很喜欢艺术创作，觉得自己通过艺术创作至少可以描绘一些令自己困惑的情感，这是用语言无法表达的。

我们认识后的第二个月，她的画风格开始变了。她之前的画散乱排布着各种形状，现在她的画有了比较明显的图案和构图。她开始画一些自己称为"出现的

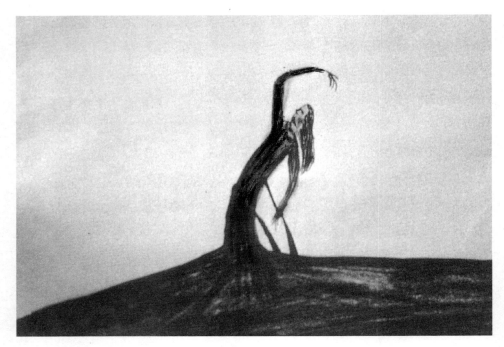

🎧 图6-6 乔安妮的画《最后一次下沉的女人》

星星"的画，这些类似曼荼罗的画似乎反映了她从抑郁和孤僻中恢复过来的第一步。在一幅圆形的画中，她开始分辨出自己对家人的愤怒，尤其是对爸爸的愤怒。最近，她爸爸因为另一个女人离开了她妈妈（见图6-7）。虽然乔安妮知道爸爸抛弃了她和家庭，但她一开始觉得只能通过艺术创作来表达自己的愤怒和难过。在绘画日志里，她可以表达痛苦到令人无法言说或无法在家里表达的情感。她妈妈拒绝在家里谈论自己的家庭状况。

在很长一段时间里，乔安妮都用绘画来表达自己，并且和我交流她的画，接受心理医生和朋友们的帮助，她的抑郁症得到了很大缓解。她的画依然类似曼荼罗，展现出一种崭新的明亮感、空间感和平衡感（如图6-8和图6-9所示）。现在，

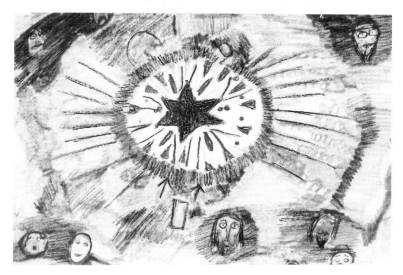

◖　图 6-7　乔安妮画的曼荼罗图像

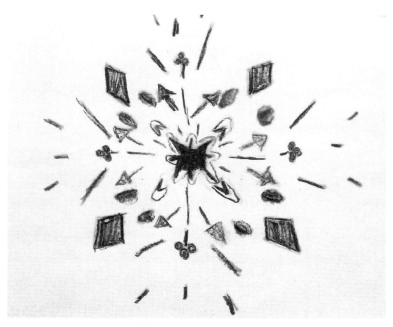

◖　图 6-8　乔安妮在抑郁症康复期间画的曼荼罗《出现的星星》

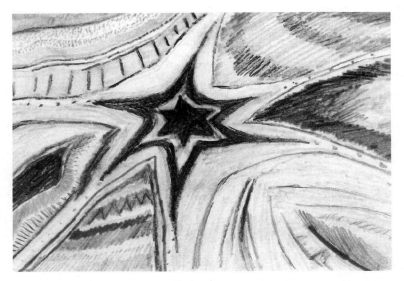

🎧 图 6-9　乔安妮在抑郁症康复期间画的曼荼罗

　　她是个成年人了，她继续在自己的治疗中使用艺术表达。她是一位心理医生，也会对自己的客户使用艺术治疗的方法。乔安妮发现自己因为有家族史，确实有抑郁的倾向，但她坚持认为艺术创作对自己表达和控制情感来说特别重要。

　　我认为，曼荼罗的图案之所以出现在乔安妮的画里，不仅因为她的抑郁症在逐渐康复，还因为在创建可视图像时圆形会让画面具有一定的稳定性和结构，在圆形里进行创作会自发创造出一种具有结构并且更加聚焦的视觉体验。在艺术治疗中，当人们感到迷惑、混乱、焦虑、困扰时，我常会让他们在圆形里进行创作。

　　例如，我曾在社区的收容中心帮助过无家可归的青少年，他们有各种各样的问题，其中包括药物上瘾、家庭问题、缺乏安全感等。创作曼荼罗似乎能让他们平静，至少短期内是这样。因为他们有各种问题，这些"街头孩子"很难长时间把注意力集中在任何任务上，很多孩子因为注意力持续的时间很短，被认为多动。他们缺乏条理，所以我让他们在圆形里绘画。这项活动说明，艺术创作能引导我们的身体能量。实际上，对大多数人来说，在圆形中创作能让人慢下来，获得控制感，或者重新聚焦不可控的能量。虽然曼荼罗绘画不能神奇地缓解焦虑或令人困扰的情绪，但研究显示，从测试者的心率和体温数据上看，在圆形里绘画具有让身体平静下来的心理学作用（如图 6-10 所示）。

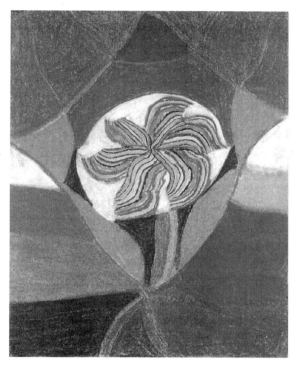

🎧 图 6-10 一个 15 岁女孩画的曼荼罗画

绘制曼荼罗

绘制曼荼罗画就是指在圆形空间里画画。你可以用自己喜欢的任何材料来画：水彩、油画棒、粉笔油画棒、彩色铅笔。不过由于色彩是曼荼罗画的重要组成部分，所以最好选多种颜色的材料。

虽然你可以在任何尺寸的圆中进行创作，但有人认为圆的尺寸也很重要。曼荼罗绘画的权威人士、艺术治疗师琼·凯洛格（Joan Kellogg）提出，直径 10.5 英寸到 11 英寸的圆最适合画曼荼罗。她的观点基于一个事实，那就是这样的尺寸和人的头大小差不多。不过，你也许希望用更大或更小的图形画曼荼罗，这取决于你的需求。此外，你还可以把长方形的纸裁切成正方形，用来画曼荼罗。荣格说，正方形里的圆形代表了自我。

为了充分享受在"神奇的圆"中表达你自己的感觉，我建议你使用 48 色油画棒，试着在白纸和黑纸上画曼荼罗。你会发现，你在两种不同的背景上会使用不同的颜色，或许会画出不同的图像。你也应该尝试其他材料（比如彩色铅笔或粉笔油画棒）画曼荼罗，因为使用不同的色彩、纹理和材料画画都会影响画的风格和内容。

曼荼罗画

材料：12 英寸 × 18 英寸白纸和 12 英寸 × 18 英寸黑色美术纸（如果你想在正方形纸上画，你可以把两张纸都裁成 12 英寸 × 12 英寸），油画棒或粉笔油画棒（你可以两种都尝试，也许你更喜欢其中一种，这取决于你希望自己的画有多细致），圆盘（直径大约 10 英寸）或圆规，铅笔和尺子（用来画直线，可选）。

画曼荼罗是令人放松的冥想性体验，你可以先做一做第 4 章中的放松练习，或者播放轻柔的器乐，营造平静、放松的氛围。

1. 在一张白纸上沿着盘子的边沿用铅笔画出一个圆，或者用圆规画圆。如果你愿意，也可以徒手画圆。

2. 用你选的绘画材料，以你喜欢的任何方式在圆里填充色彩、线条和图形。你可以从圆的中心开始，也可以从边缘开始，还可以分割圆里面的空间。你可能想创作一个图案，或者只是用各种形状、颜色来填充。你也完全可以画到圆的边界以外。绘画方式没有对错之分，你只管画，直到你觉得你的画完成了。

3. 你的画完成之后，在纸的顶部画个点或者在纸的背面画个箭头，用来标记方向（见图 6-11）。

4. 在黑色的纸上重复上述步骤 1、2、3。

5. 把你的画挂起来，你是否想到了适合它的标题，把它写在画的正面或背面。就像在涂鸦练习和颜料渍练习中一样，你可以根据画中的色彩、形状、图案或主题写一小段话。

你可能会看出白纸上的曼荼罗和黑纸上的曼荼罗的区别，黑色背景上的曼荼罗的色彩显得很不一样（如图 6-12 所示）。你会发现，你在黑纸上画画会用比较明亮的色彩，这类颜色在黑纸上更明显。如果你再次尝试在黑纸上画画，你可能会想买金色、银色或其他发光颜色的油画棒，这些颜色在黑纸上很显眼。

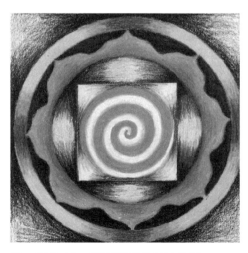

🎧 图 6-11　作者曼荼罗日志中的画

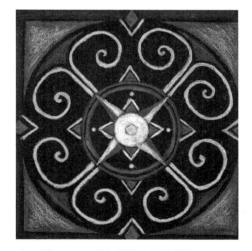

🎧 图 6-12　黑色背景上的曼荼罗画

记曼荼罗日志

本章前面介绍过的少女乔安妮在从抑郁症中走出来的过程中创作了一些圆形的画，而每个人并不是像她一样在很长一段时间里都喜欢画曼荼罗。你也许在某些时候会自发地画曼荼罗，而有些时候它们对你并没有那么大吸引力。曼荼罗画反映了你的自我和情感，你可以经常画它们，因为圆是一种令人慰藉的形状。在圆里面画画，让人觉得可控、有条理、令人愉悦。我发现，自发地画曼荼罗能减轻焦虑，让人专注，产生平静感。

画曼荼罗是一件可以长时间坚持做的事，这件事始终会对你有益。记曼荼罗日志会很有趣，因为你的画会随时间而改变。在几天或几周内，你可能觉得你的画基本上是一样的，没法再进步或者没法摆脱之前创作的图像了。但是，如果你坚持定期画曼荼罗，你会逐渐发现你的画在颜色、图案和内容上发生了改变，即使画其他自发的意象也是如此。

你可以准备一个专门放曼荼罗画的写生簿。市面上有卖长方形和正方形的写生簿，建议你使用正方形的写生簿，因为你要画的基本都是圆形的图案。艺术用品或办公用品商店里有各种尺寸的方形写生簿，你也可以到当地影印店装订一本自己想要的尺寸的本子。你很难买到黑纸的写生簿，如果想用黑纸画画，你可能要去影印店制作一本。在方形即时贴上创作迷你曼荼罗也很有意思（见图6-13）。即时贴很小，你可以随身带着它，在任何地方画曼荼罗。我特别喜欢黑色的即时贴，因为我可以用彩色中性笔创作各种图形。

在选画曼荼罗的本子之前，你先想好用什么绘画材料。例如，如果你想用彩色铅笔，使用6英寸或8英寸的方形小写生簿就是很好的选择。用彩色铅笔可以画出很细致的线条，但如果你想很快用彩色铅笔涂满一大片空间，你会感到很沮丧。如果你打算用油画棒或粉笔油画棒画画，就应该用比较大的写生簿。你需要大一点的空间，因为这些材料很容易就铺满较大的区域。

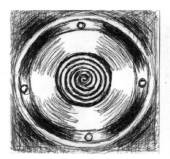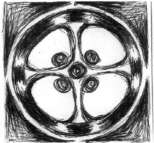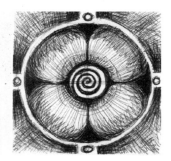

🎧　图 6-13　即时贴上画的曼荼罗

　　有些治疗师相信，在曼荼罗图中可以发现特定的符号。由于曼荼罗被认为具有普遍意义，并且代表了人的内在状态，因此，很多人认为可以通过分析曼荼罗画的色彩、图案和符号反映出其意义。琼·凯洛格提出了如何理解 13 种曼荼罗画的体系，这个体系被称为"曼荼罗大圆"（Great Round of the Mandala）。曼荼罗图中使用的特定的图案和色彩被认为暗示了发展障碍、同一性、与世界互动的个人风格和灵性。

　　在记曼荼罗日志时，你的做法和记自发意象日志时一样。根据你的第一印象，给曼荼罗日志起个标题，并写下日期以备日后参考。观察你写日志使用的颜色，写下你用的最主要的颜色，以及你和每种颜色的个人关联（我们会在第 7 章中更全面地探讨颜色）。描述你画的曼荼罗图，写下一些形容词，注意你使用的描述形状以及形式的词，看你是否能把一些词、感觉或记忆和曼荼罗图联系起来。

　　通过记曼荼罗日志，你可以为每幅画写一些文字，你会发现自己的画在颜色、形状、内容和主题上存在某些模式和相似性。如果你不能马上找出画中的联系并写出描述，也不要担心，有时，这还需要一段时间，重要的是，你能从曼荼罗绘画中体验一种专注和集中感。在所有自发的艺术创作的过程中，画曼荼罗是一种对个人最有益、最令人放松和感到慰藉的方法。

第 7 章

用艺术表达情感：画丧失

身陷困扰时，艺术就是救助者。

鲁道夫·安海姆（Rudolph Arnheim）

《艺术的拯救》（*To The Rescue of Art*）的作者

心理治疗的重点是对情感的感知和表达，而不是隐藏或回避它们。为了认识冲突的根源，并开始整合和改善它们，治疗师会要求个体谈论痛苦的情感。但是有时候，你很难或不可能用言语来表达这些情感，尤其是创伤、危机或丧失引发的情感，而且言语似乎不能完全传递它们的意义。由于情感很难言表，所以很多人把它们藏在内心，从而产生抑郁、困惑、焦虑、无望或沮丧等负面情绪。

当人们需要表达压倒性或复杂的情绪时，艺术创作会特别有益。艺术创作的过程有助于人们对抗情感问题，战胜抑郁，整合创伤经历，缓解悲痛，使人接受丧失感。在整个人类的历史上，视觉艺术一直被人们用来理解危机、痛苦和内心的动荡。如果你参观博物馆，那你会看到人类的痛苦启发了一些最伟大的艺术作品的诞生。绘画、雕塑和其他艺术形式常常描绘的是艺术家们创伤性的情感和经历，以及对个人混乱或社会动荡的反思。梵高旋转的笔触被认为表达了他内心情感的挣扎。毕加索的壁画《格尔尼卡》（Guernica）是艺术创作被用来表达和理解残暴行径的好例子。格尔尼卡是西班牙的一个小镇，在国内动乱中遭到轰炸。艺术创作是一种可以让痛苦而可怕的事件具体化并且释放它们的有力手段。

尽管通过艺术来表达思想情感具有治疗作用，但艺术创作最令人印象深刻的一方面是它能让人获得或恢复内心的平和。艺术治疗的出现基于这样的理念，那就是艺术创作不仅能减轻或控制痛苦、恐惧、焦虑，而且还能起到修复和疗愈的作用。荣格在早期治疗实践和自己的探索中发现，艺术表达和梦中的意象有助于创伤的恢复，有助于减轻情感上的痛苦。在经历情感动荡或个人危机时，他经常会画画或做东西。荣格承认自己的这些表达不只是娱乐，他相信这样做有助于自己深刻地理解内心的挣扎。荣格描述了两种帮助自己战胜压力的重要体验。他回忆，他10岁时做简单的木头人偶的经历让他感到很放松、很解脱。

那时候，我有一个黄色的、涂了清漆的铅笔盒，就是小学生常用的那种，它附有一把小锁和尺子。在尺子的末端，我刻了一个小小的、大约2英寸高的人体模型。人体模型穿着双排扣长礼服，戴着高帽子，穿着闪亮的黑靴子。我用黑墨水把它涂成黑色，并把它从尺子上锯下来放在铅笔盒里，还在铅笔盒里为它做了个小床。这是个大秘密。我偷偷把铅笔盒拿到禁地——房子的阁楼里，心满意足地把它藏在屋顶下面的一根横梁上。我感到安心，与我自己发生冲突引发的痛苦感都消失了。

1913年，荣格还描述了自己如何使用石头搭建建筑物的方法从与弗洛伊德决裂的创伤中解脱出来：

每天午饭后，只要天气允许，我都会继续玩自己的建筑游戏。一吃完饭，我就开始玩这个游戏，直到有病人到访。如果晚上我结束工作的时间比较早，我会继续玩这个游戏。在这个过程中，我的思路会变得清晰，我可以领会自己隐约感觉到的内心的幻想。

传统上，艺术治疗被用于帮助人们理解自己的情绪，并让其从创伤、悲痛和丧失中恢复过来。正如前文提到的，人们用艺术表达帮助自己理解情绪问题，并用绘画来诊断情绪障碍由来已久。然而，艺术创作的过程而非艺术的诊断价值，其在帮助各个年龄段的人表达令人难以招架的情感和事件上特别有效。

儿童的创伤意象

在第 6 章中，乔安妮通过艺术创作进行自我表达和康复的故事体现了艺术创作的强大作用，它帮助经历创伤的人表达情感并疗愈他们。乔安妮的父亲抛弃了她和整个家庭，这造成她抑郁、翘课以及和朋友们疏远。虽然身陷危机，但她以语言无法表达的艺术创作的方式表达了对自己和自身状况的感受。在她感到极度孤独、悲伤、无望时，绘画让她获得了安慰。

尽管经历情感痛苦的各个年龄段的人都可以从艺术治疗中获益，但受到创伤的孩子从中获益尤其让我认识到艺术创作如何缓解情感上的危机。虽然大多数孩子经历了痛苦的事件，但他们依然能从艺术创作中获得快乐和安慰。人们通过艺术创作及其过程得到一种自然的整体体验，它具有疗愈情感的作用。现在，我们通过研究还了解到，绘画似乎能促使人们谈论自己的经历。例如，与只是谈论令人情感波动的事件相比，一边画一边说的孩子会表达出更多的细节。他们不仅能回忆起更多的细节，还能以更有条理的方式向治疗师或咨询师提供信息。

对于受过虐待或目睹过暴力事件的孩子来说，当意识到交谈似乎不安全或者没有合适的语言来表达自己的恐惧、焦虑和其他情感时，艺术创作是他们表达自我的一种方法。多年以来，我治疗过一些受过虐待或目睹家庭暴力事件的孩子，观察了创造性表达对他们生活的影响。由于遭受过暴力或体罚，受虐待的孩子通常不愿意交谈，害怕诉说自己的遭遇和感受会遭到惩罚。即使是非常年幼的孩子也有能力表达自己对暴力或虐待的感受。在艺术治疗期间，受父亲虐待的 4 岁小男孩保罗用绘画向我传递了自己对爸爸的感受。尽管现在保罗和妈妈住在社区庇护所，不会再受虐待，但他经常用绘画的方式表达自己如何控制家里伤害他和妈妈的"怪兽"（见图 7-1）。他会画出并且谈论一个能战胜怪兽、让他和妈妈免受伤害的小男孩。通过绘画，他表达了对施虐的爸爸的愤怒。作为他的治疗师，我可以通过他的画，和他聊一聊他对爸爸的恐惧。

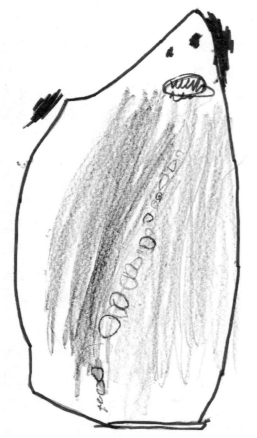

就像很多受虐待的孩子一样，保罗能用绘画讲述自己的幻想，幻想如何拯救自己和妈妈。对其他一些受过虐待的孩子来说，通过艺术表达自己的感受是一种很重要的体验，尤其是当他们觉得没法和父母或朋友说的时候。在纸上画出悲伤或愤怒的面孔，或者在画中画出代表施虐家长的正在毁灭或控制的怪兽，这些可以让孩子表达出无法言表的情感，因为他们觉得说出来不安全。从这个意义上看，在承认和表达强烈的情感（比如愤怒、抑郁或恐惧）方面，艺术创作发挥着缓冲器的作用。卡拉的画表达了自己对非常暴力的家长的感受，她在整个童年期都遭受着虐待。通过绘画，她以自己

🎧　图 7-1　4 岁的保罗画的伤害他和妈妈的"怪兽"

觉得安全的方式表达了几乎压垮自己的情绪，并最终可以面对和接纳这些情绪了。在治疗中，卡拉的画成为传递经历和情感的工具，帮助我一步步引导她理解自己的过去，克服恐惧和焦虑，解决施虐的父亲给她造成的创伤。

除了帮助受虐儿童之外，艺术治疗还可以帮助儿童应对自然灾害或灾难性事件造成的情感后果。经历过龙卷风、飓风、火灾或地震的孩子，常常觉得需要通过绘画来表达自己的创伤性记忆和体验，这种需要会持续到事件发生后的很长时

间。2001 年"9·11"恐怖袭击之后的几个月里，这些孩子们都在画表现世贸中心被摧毁的图画。

2005 年，在卡特里娜飓风中幸存下来并被安置在其他地方的孩子，会自发地用绘画和玩耍来重演自己的经历。8 岁的小女孩塔玛拉从新奥尔良州转移到其他州，她经常做关于自己的家和飓风的噩梦。最初几天，我在避难所帮助她，她会反复画自己的家遭遇洪水时和妈妈、哥哥躲在阁楼里的经历（见图 7-2）。通过画画，她表达了身处暴风雨中的恐惧，表达了害怕失去拥有的东西和家。在经历了任何形式的创伤后，人们显然强烈地需要创作图像，直到获得解脱。虽然塔玛拉

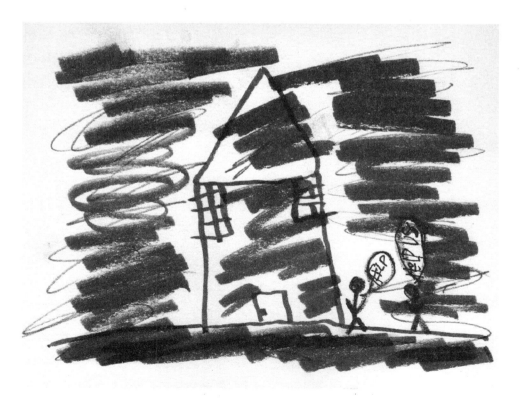

🎧 图 7-2　塔玛拉画的卡特里娜飓风

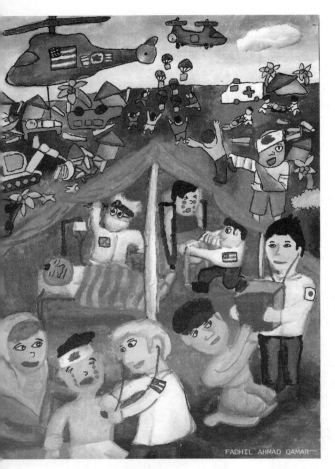

FADHIL AHMAD QAMAR

🎧 图7-3 法迪勒绘制的海啸后的场景

需要很长时间的艺术治疗才能从创伤中恢复过来，但艺术创作是一种让她能够表达自己对飓风和重新安置的感官体验以及进行自我安慰和减轻压力的手段。

2004年12月，东南亚发生海啸之后，艺术以及创造性过程也证明其在帮助儿童从自然灾害和极端压力状况中恢复过来这方面的强大作用。法迪勒生活在海啸侵袭的地区，他的画描绘了受伤的幸存者，还描绘了救援者、提供医疗干预的医生和护士（见图7-3）。像法迪勒这样描绘救援和协助的孩子会比想象自己得不到他人帮助的孩子更快地从创伤的打击中恢复过来。由于艺术创作需要亲自动手和调动感官，因此它能够帮助那些没有法迪勒那么坚强的孩子去探索和想象更安全、伤害较少的世界。

对于像塔玛拉和法迪勒这样的孩子来说，艺术创作可以让他们获得对可怕状况的象征性控制，并在灾难性事件后建立起内在的安全感。有的孩子会非常认真地画画，他们为了画出完美的直线，有时会找我要尺子，他们就像在通过艺术表达来实施控制和构建。在绘画或其他艺术活动中，儿童通过控制材料而获得一些安全感。他们还可以用创造性活动来"修复"自己的房子、家庭和状况——创造一些表征，反映灾难如何让他们感到不安全，并通过艺术表达想象应对的方法。例如，经历地震和家园被毁的孩子会小心翼翼地画出一栋房子，添加一些能避免房子毁坏的要素。绘画行为可以为孩子提供一种控制体验，让其能够从容应对家园被进一步破坏的恐惧，并为其提供一种自我赋权感。

用艺术疗愈情感

　　成年人和儿童都有能力通过艺术创作表达复杂而强烈的情感，把情感转化为艺术作品。就像经历虐待或创伤的儿童会自然地用艺术创作进行表达一样，很多成年人会发现靠自己或者在治疗师的帮助下，艺术创作能帮助他们从虐待或创伤中恢复过来。《治愈创伤》（*Healing Trauma*）一书的作者彼得·莱文（Peter Levine）写道，有创伤性记忆的成年人必须通过"意感"（felt sense）触及身体记忆，开始获得情绪上的疗愈和恢复。我认为艺术创作是触及创伤的意感和身体记忆的有效方法，它还可以转化危机造成的强烈情感。无疑，伊丽莎白·莱顿发现绘画使她能够表达自己的思想和情感，尤其是表达与抑郁和丧失相关的思想和情感。她只是很多这样的人之一。有些人还发现，哪怕是在创伤发生几年或几十年之后，艺术创作也能引发恢复的过程。简·奥勒曼（Jane Orleman）就是这样的人之一，他发现艺术创作不仅是一种自我理解的方法，还能疗愈早年严重创伤造成的情感伤害。

严重的童年创伤：用艺术疗愈童年的性虐待

　　艺术家简·奥勒曼童年时就遭受过性虐待，关于艺术创作如何帮助我们疗愈创伤、如何加深我们对创伤的理解、如何有助于我们从严重的童年创伤中恢复，她为我们提供了丰富的资料。她的治疗师建议她把自己的人生经历画出来。她回忆了心理治疗期间，艺术创作是如何让她开始自我发现之旅的：

在我 52 岁的生命中，我当了 25 年的画家。在我 40 岁左右的时候，我画得越来越少。到 1989 年，我从每年平均画 20 幅画减少到每年只画一幅画。我的生命力和对生活的兴趣好像正在耗尽。我用无穷无尽的单人棋牌游戏和科幻小说来填补空虚。

1989 年，我的妈妈去世了。这似乎让我摆脱了自己的愚蠢。1990 年，我开始看心理医生，希望克服自己的创造力障碍。当讨论我的早年生活时，我意识到它依然牢牢地控制着我。我发现自己很难大声讲述，而只能絮絮低语。

我开始每月画一两幅画，这些画的灵感来自治疗中讨论的话题。我开始从我小时候的角度来画一些作品，这些孩子视角的画让我可以在画中诉说那些难以言表的东西。

奥勒曼通过治疗和绘画探索童年时受到的身体虐待和性侵犯。她认为她的画就是和自己的对话，这些画帮助她接受了童年的创伤记忆。她带着治疗中获得的想法进行绘画，发现她的画代表了自己无意识的讲述，讲述了她的所思、所感或所忆。

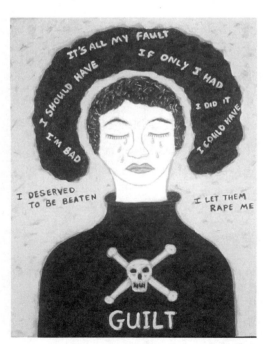

图 7-4　简·奥勒曼的画《内疚》（Guilt）

《内疚》（见图 7-4）是奥勒曼 200 多幅系列作品中的一幅，也是她描绘早期生活的作品之一。奥勒曼补充道：

我保守至今的秘密像一瓶毒药一样束缚、控制着我，画中的骷髅头和交叉的骨头代表所有痛苦情感存放的地方。我觉得人们一般会认为没有人被打或被强奸，除非这是他们自找的。

奥勒曼的画有助于她理解童年的痛苦经历，减轻那段经历对她的影响。人们展览和出版有关她的画的书，如今，她的作品能够帮助其他人理解和应对自己的创伤性经历。

艺术与悲痛：运用艺术发现意义

长期以来，艺术创作不仅被用于表达创伤，也被用于表达哀悼、悲痛和丧失感。艺术创作有助于应对丧失感当然不是什么新观点。从很早的时候开始，人们就用通过创作视觉意象来纪念重要的事件，比如死亡。从尼安德特人时期开始，艺术形式就是葬礼的一部分。显然，艺术以某种方式帮助人类应对丧失感，通过符号表达丧失感、用图像减轻精神痛苦是人类普遍的做法。

艾滋病纪念被单体现了人们需要通过象征来表达丧失感和悲痛。20 世纪 80 年代，旧金山正处于艾滋病危机的高峰期，活动家克里夫·琼斯（Cleve Jones）和其他人寻找表达失去爱人和朋友感受到的无尽悲痛的方式。琼斯和一小群社区居民聚集在一起，表达他们的感受，开始制作最早的艾滋病纪念被单。最初，这只是当地的活动，但被口口相传，美国各地的人们都把做好的被单送到旧金山。到 1987 年底，近 2000 床被单在华盛顿特区的国会大草坪上展出。

最初的展出之后，各地的人们又做了几千床被单。这证明人们天生有通过象征物来表达丧失感和不幸的倾向，也证明象征物在纪念逝者方面的巨大作用。制作艾滋病纪念被单的人大多数是非艺术家，他们既没有接受过专业的艺术训练，也没有相关的技巧。这很好地说明，人们在悼念时，通过艺术的形式进行自我表达的意愿会高涨，在悲痛或失落时，创造性的表达非常有益。

在悲痛的情绪中，很多人都诉诸创作视觉纪念物，这不仅是为了获得精神安慰，也是为了纪念逝者，使他们不朽。当我的亲人因艾滋病去世时，做拼布被单的活动深深地吸引了我。我花了几个月的时间才做完一床被单，所用的时间就像我的哀悼过程一样漫长。在准备了各种材料后，我有了一个想法：做一床由 12 个正方形组成的被单，每个正方形中包含我和那位亲人的照片、纪念品、遗留的卡片和信件等图案。为此，我花了很多时间浏览相册、收集照片、和亲戚们交谈，进一步梳理我和那位亲人的关系。我还花了很多时间写日记，探索我对死亡的感受。完成这些正方形中的图案后，我小心地把它们缝在一起，并在它们周围缝上被单（如图 7-5 所示）。

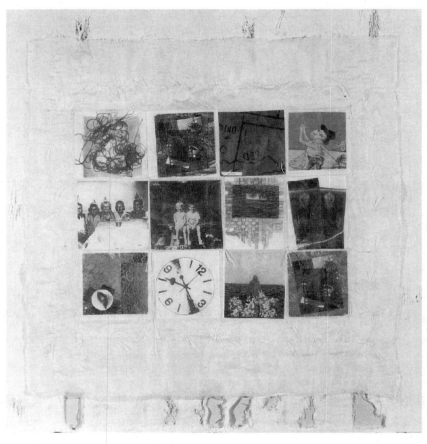

🎧　图 7-5　本书作者做的纪念亲人肯的被单

我做的被单不仅是我对亲人的纪念，还是记忆的容器，其中有快乐的记忆，也有痛苦的记忆。这是一种探索和理解丧失感的方式，也是纪念人生中重要的关系和个人成长的方式。

艺术治疗与丧亲

精神病医生伊丽莎白·库伯勒–罗斯（Elisabeth Kübler-Ross）使丧亲之痛成为主流话题，在她所著的关于死亡和临终的书中，有一章专门介绍人在失去重要亲人或面临自己的死亡时会自发地绘画。在面对重要的丧失感时，人们似乎会自发地诉诸艺术创作（创意写作、诗歌和其他艺术形式）。因此，艺术治疗成为帮助人们探索和表达与哀悼有关的情感的重要方法。

有丧失感是人们很常见、很普遍的经历。即使在最好的情况下，每个人在人生的不同时刻都会面临丧失感（也许是失去所爱的人，或者失去健康、工作或家庭），我们会感到沮丧、空虚、困惑。当有丧失感后，有的人为了逃避情感的痛苦，会变得麻木。有的人会屈服于不幸，掩饰痛苦和悲伤。任何丧失感在本质上都是情感问题，因此，艺术治疗对帮助个体表达情感特别有帮助，而且有助于个体对自己和丧失感后的生活产生新的看法。

减轻丧失之痛的艺术治疗

本的妈妈在患癌症多年后去世了，当时本还在上高三。他还有父亲和弟弟，他的父亲很悲痛，因此无法给予本情感上的安慰。学校的咨询师觉得艺术创作会对他有益，介绍他到我这里接受艺术治疗，他可以通过绘画表达自己的情感。

在早期的治疗中，本告诉我，他没有什么想说的，也没有什么想画的。他只画了一些抽象的线条，用钢笔心不在焉地胡乱涂画。他麻木地对待妈妈的去世，这是可以理解的。妈妈长时间生病也让他精疲力竭，他每天都担心地想，当他回家时，妈妈还会不会活着。本告诉我，妈妈在生命的最后一年里病情沉重，所以他变成了"透明人"，不想给妈妈和其他家人造成任何问题。毕竟，他妈妈生着重病，时日不多了。他想做个好孩子，把一切问题都放在心里。

　　尽管在接受治疗的几个月里，本创作了很多画，但有两幅画特别具有代表性，它们体现了艺术创作如何帮助他开始理解自己的情感，并从妈妈去世的创伤中恢复。《摆荡的人》（见图7-6）是本创作的一幅自画像，表达了他对绘画的兴趣。他在学校没有选美术课，但在艺术治疗期间，他发现自己喜欢画水彩画，而且画

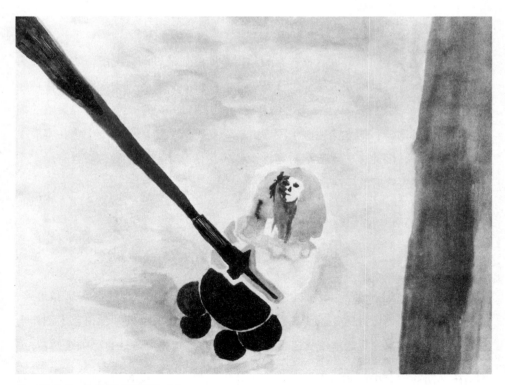

🎧 图7-6　本的画《摆荡的人》

得挺有创意。他尤其喜欢这幅画，画的是他吊在绳子上摆荡，他也许是在用绳索下山，或者吊在蹦极的绳子上。本觉得吊着绳子摆荡的方式很自由，但这种被绑着的感觉很像他几个月来牵挂着妈妈的健康的感觉。

在我对本的治疗接近尾声时，本画了这幅自画像（如图 7-7 所示）。他选择画曼荼罗的形状，这个形状是圆满的象征，他还用了很多颜色和形状在其中描绘自我形象。他说这幅画"一半是悲伤，一半是希望"。在讨论这幅画时，本意识到自己的一部分悲伤来自对母亲的愤怒。他承认，当他上学、做运动、和朋友们在一起的几个月里，他总会想着妈妈的身体是否还好。这种担忧占据了他生活中很大一部分时间，因为妈妈的病，他在高中几年里错过了很多事情，他觉得自己被骗了。

莎拉是一个很有天赋的 13 岁少女，她因为祖父的突然去世而陷入深深的抑郁。她和祖父很亲近，实际上，她和祖父的关系比跟父母更亲近。父母都忙于自己的工作，祖父担任了妈妈、爸爸和祖父母的角色。他的突然离世对莎拉来说是巨大的丧失。

在几个月的时间里，莎拉参加了我为青少年组织的团体艺术治疗。一天，她带来了一

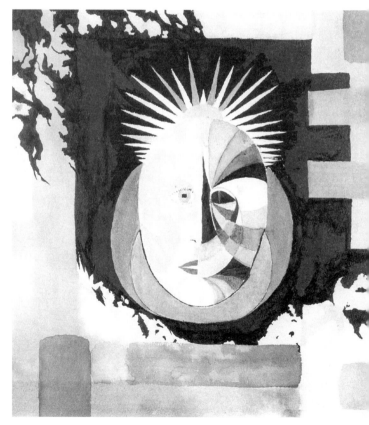

🎧 图 7-7　本的自画像

幅小画，那是她之前画在日记本上的画（见图7-8）。莎拉说，她画的是自己来治疗的前一天晚上做的梦。在梦里，祖父坐在一把大椅子上，周围环绕着所有的亲戚，包括他的孩子和孙辈，莎拉坐在他的右边。在梦里，祖父祝福每个人，他告诉莎拉，他要走了，他知道她现在过得很好。然后，莎拉看到从天而降的驯鹿把祖父带走了。这个梦让她有"非常美好的平和感"，这令她感到吃惊，驯鹿的出现也让她感到困惑。虽然感到困惑，但驯鹿的形象却让她感到安慰，这缓解了祖父去世引发的很多悲痛。

　　莎拉梦中的驯鹿形象可能是一种自我安慰和解决祖父去世所引发的危机的方法。然而，对莎拉来说，这也是一种精神体验，有助于她表达自己对死亡和往生的认识。简单的绘画体现了她和祖父亲密的关系和她的解脱感，富有语言无法充

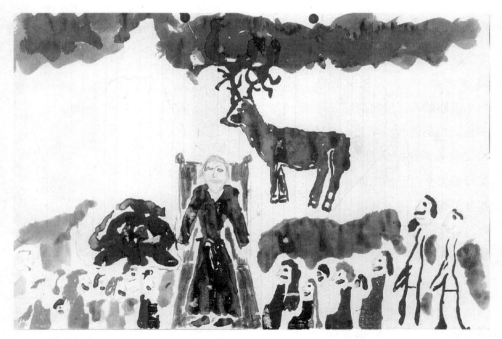

🎧　图7-8　莎拉的画《梦到我逝去的祖父》

分表达的比喻意义。

对本、莎拉和其他经历重要的人亡故的人来说，艺术创作是一种丧失之后的自我再造的方法，它通过视觉图像来探索、表达和转化情感。本曾经在几年里全神贯注于妈妈的健康状况，忽视了自己的生活，他甚至在上学、和朋友相处时都时刻担忧着。在母亲去世后，绘画不仅能让他表达悲痛，而且让他悲叹自己因为过于担心母亲的健康而失去的时间后，还能以新的方式看待自己。莎拉运用艺术表达帮助自己克服了悲痛，并探索了死亡和丧失感在自己眼中的意义。

艺术治疗有助于人们应对巨大的丧失感。艺术治疗帮助了俄克拉何马城联邦大楼爆炸案中的幸存者，这说明艺术表达有助于人们疗愈创伤性的丧失感，有助于他们应对周围发生的恐怖袭击和暴力事件。

对幸存者群体的艺术治疗：俄克拉何马城爆炸

1995 年 4 月，美国俄克拉何马城发生的联邦大楼爆炸案是美国历史上最严重的恐怖事件之一。爆炸造成 169 人死亡，受伤人数超过 500 人。爆炸案的幸存者以及死者的家人、朋友经历了多重丧失感，他们失去了好友、同事和家人。很多人在两周里可能会参加几十场葬礼。经历了这样巨大的创伤后，大多数人会患上创伤后应激障碍。创伤后应激障碍患者会表现出各种症状，最常见的症状包括无法集中注意力、对以前喜欢做的事情失去了兴趣、看不到未来、身体不适、害怕反复受创伤等；有些人在受到创伤后还会出现精神麻木、情感表达障碍等症状；有些人会做可怕的梦或反复回想起引发创伤的事件。

艺术治疗被成功地用于治疗创伤后应激障碍，它特别有助于创伤受害者以非语言的方式、比较间接地表达内心的痛苦。创伤受害者（比如战争或暴力事件的受害者）往往很难处理并用言语表达自己的情感，这种情况被称为述情障碍，而艺术表达对创伤严重到难以用语言表达情感的人非常有帮助。不只是成年人会患上创伤后应激障碍，本章前面提到的孩子也会因为创伤性经历出现创伤后应激障碍的症状。

心理学家兼艺术治疗师约翰·戈夫·琼斯（John Goff Jones）受邀为爆炸案中的 120 名幸存者及其家人提供心理干预。琼斯用艺术治疗作为主要干预手段，帮助这些幸存者们表达自己的悲痛。每个人对爆炸及其后果的感受不同，所以琼斯认为艺术表达有助于这些个体表达各不相同的创伤后影响、体验和记忆。

琼斯提出了特定的任务，帮助他们表达情感、处理悲痛和丧失感、建立自信心、减轻压力。其中很重要的一部分是通过艺术表达和在治疗群体中彼此沟通来共同分享，在群体中对创伤视觉性和言语性的记述都会得到支持。参加治疗的人通过简单的绘画任务和拼贴画来探索情感，表达愤怒与懊悔，比较发生爆炸事件前后的自己，纪念那些逝去的人。治疗师还要求他们通过绘画日志和文字日志来记录情感。

琼斯觉得，艺术治疗能够成功地治疗俄克拉何马城爆炸案幸存者们所患的创伤后应激障碍，原因有几点。幸存者们对爆炸案的感受是多维度的，它不仅是情感层面上的，也是感知层面上的，包括目睹爆炸现场毁坏、人员伤亡以及收听、收看电视和其他媒体连续几周、几个月的报道。艺术本身就是多维度的，它允许人们表达情感世界和知觉世界。创伤通常包含记忆和梦境中的视觉图像及其他感觉，因此，艺术是一种非常宝贵的表达方法。琼斯还发现，尽管很多人在谈论自己的经历时并不能得到宽慰，但他们通过简单的绘画却能很快地表达出自己各方面的创伤。

就像很多治疗经历过严重创伤的专业人士一样，琼斯知道，治疗师也经常会受到病人的情感和体验的影响。治疗师们倾听有关暴力、痛苦、恐惧或其他强烈情感的故事或看到这样的画面，会感受到次级创伤后压力。在治疗爆炸案幸存者的过程中，琼斯用艺术创作来表达和理解自己对创伤的感受，其中包括生活在爆炸发生的社区所引发的感受，也包括治疗无数幸存者所引发的感受。他这样描述自己的一幅画作（见图 7-9）：

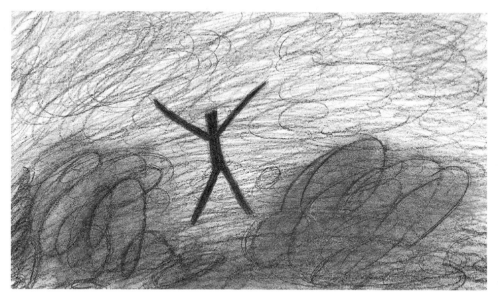

◯ 图 7-9　约翰画的俄克拉何马城爆炸案发生后的感受

　　不堪重负，这似乎是我一整天都在帮助俄克拉何马城爆炸案幸存者后留下的主要感受。巨大的丧失感、悲痛、困惑和对这场灾难的不理解淹没了这些勇敢、聪明的幸存者，他们极度渴望寻求宽慰、解答和方向。如何对这么多人进行干预？面对美国历史上史无前例的针对无辜平民的大屠杀，我应该如何帮助这些幸存者？我应该做什么、怎么做、如何开始帮助他们？面对无穷无尽的问题、痛苦和悲痛，这么多人都需要救助。

　　对幸存者们进行更多的谈话治疗似乎并不完全有用。艺术治疗可以让幸存者们与巨大的丧失感拉开距离，释放他们的愤怒、痛苦、悲伤和困惑，并被证明是最有效的方法。创伤不会被快速治愈，也没有这样的方法。幸存者们不能得到直接的答案，也不能马上终止痛苦，但治疗会给予他们一丝安慰、一线希望以及一点方向。参与治疗练习能使治疗师们保持部分理性，至少让其获得一些治疗方向。对幸存者们来说，那些创伤性画面依然会深深地印刻在他们的记忆中，永远都不会消失。把这些画面及其代表的痛苦和丧失表达出来，这些会成为治疗师们记忆的一部分，但并不会压垮他们。我们很难描绘这些人以及整个社群所经历的丧失的程度、维度和深度。

情感日志：探索与表达你的情感

简·奥勒曼将绘画作为一种视觉叙述的方式，并通过绘画表达自己的生活经历和记忆。她的作品不仅记录了创伤性事件，而且还记录了自己的情感。她通过绘画获得的自我发现不仅有助于治疗，而且使她的情感开始修复。

你并不是奥勒曼那样的艺术家，所以你已经与艺术表达、探索和减轻创伤和痛苦的自然力量失去了联系。奥勒曼那样的艺术家会自然而然地诉诸艺术创作。和孩子不同，你也许已经忘了艺术创作能表达自己的内在情感世界。孩子天生就会用艺术创作来表达自我。为了帮助人们开始用艺术创作探索自己的情感，我会让他们记"情感日志"，这是治疗的一部分。我断断续续地记录了近25年的情感日志。在情感日志上，我有时候画画，有时候做拼贴画；有些作品很随意、很简单，有些作品则比较用心、比较精细。我发现，这些视觉日志能让我释放情感，度过人生中艰难的转折。

艺术治疗强调通过视觉形式交流情感的重要性。在典型的艺术治疗中，人们通常会被要求用艺术创作来表达自己或其他人的情感。情感是绘画的重要来源，也是探索如何用艺术创作来表达自己的好起点。由于我们经常隐藏自己的情感，因此有时会失去沟通情感的能力。通过艺术创作来表达，我们可以开始分辨那些没有得到承认或被隐藏起来的情感。只要拿起画笔就能让你开始放松，让情感浮出表面，帮助你将情感置于一个环境中。我在前文中介绍的卡拉在找我治疗前几个月，就凭直觉开始记情感日志。她的创伤性情感是可怕的，有时甚至令人无法承受。她不仅用日志记录自己的情感，而且还用记日志的方式来应对它们。

你在开始记情感日志时，可以挑选一个适合绘画或拼贴画材料的写生簿。每次在日志中创作图像时，问自己："我今天感觉如何？"试着通过画简单的形状和色彩或者用杂志剪贴出图形，表达你当时的情感。记住，没人会对你的作品评头论足。如果画画不适合你，你可以用拼贴画来表达，挑选能反映你情感的色彩、材质和图像或者直接用能够吸引你的图片。画完后，给这幅画写上日期，起个标题（例如"平和"或"当……时，这就是今天我在工作中的感受"），在画的背面或在另外一张纸上写下你对这幅画的感受。

如果你已经记了几周的情感日志，就按日期把你的画或拼贴画都摆出来，回顾你的作品，寻找它们在颜色、形状、图形或内容上的相似性。你的作品有没有随着时间而改变？有没有表达经常出现的情感？你是如何描绘它们的？就情感日志，你可以问自己几个问题，定期写下这些问题的答案，这有助于你发现自己在表达情感上独特的模式、图形、色彩和内容。

情感日志的例子

我看到很多人都会在两次艺术治疗期间用情感日志来表达自我，或者只是用这种方式来放松和减轻压力。我在这里提供情感日志的几个例子，以激发你的艺术创作。虽然只是很粗略地看几幅在长期艺术治疗中创作的画作，但你可以借此了解人们如何用情感日志来探索和理解自己的情感。

爱伦患有焦虑症和广场恐怖症，她用情感日志记录了自己感到惊恐时的图像（见图7-10）。她发现，这特

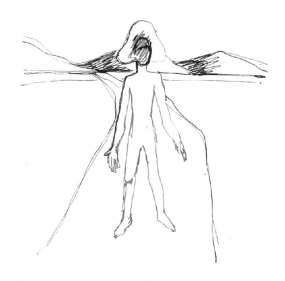

🎧　图 7-10　爱伦的情感日志

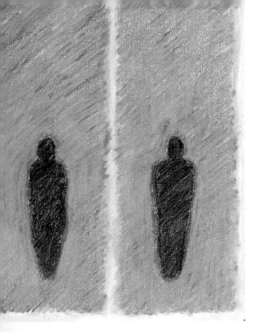

图 7-11　葆拉的情感日志

别有助于自己识别会引起惊恐发作的情境和事物，还可以用情感日志监控她在减少焦虑方面的进步。

葆拉因为和男朋友的关系出现问题来接受艺术治疗。她用日志探索了他们交往中的情感（见图 7-11）。她的画非常有助于我了解她和男朋友是如何交流的，以及什么事件会引发他们关系中的冲突。

凯瑟琳用情感日志应对与丈夫分居、最终离婚所引起的悲痛，她和丈夫结婚 19 年了（见图 7-12）。尽管艺术创作并不能神奇地治愈她的悲伤，但在她感到特别沮丧或焦虑时，艺术创作有助于她表达这些情感。这些画也有助于治疗师了解她在情感危机中有什么样的感受。

色彩与情感

通过艺术表达情感没有对错之分。每个人的表达方式都不尽相同，我们都有表达自己情感的视觉语言。有些人非常喜欢用线条和形状来表达，有些人则比较喜欢用色彩来表达。

尽管用色彩可以表达思想、感知和身体的感受，但我们通常会将它和情感联系起来。注意并比较你用来表达情感的颜色，这有助于你

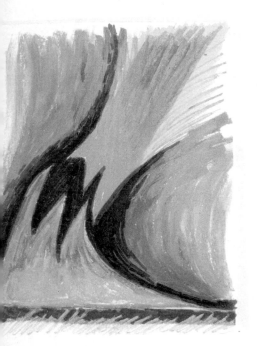

图 7-12　凯瑟琳的情感日志

了解色彩如何反映你的情感自我。当人们开始用艺术（无论是自发的，还是通过视觉情感日志）创作来探索情感，他们通常会自然而然地思考色彩以及色彩是否或如何与情感相关。在你做书中的练习时，你会发现你对色彩有偏好，或者你的用色会随时间而改变。虽然你用的颜色经常与你的情感相关，但你很难给你使用的某种颜色赋予特定的意义。

你可能听说过一些常见的短语，比如"心情抑郁""气得发红"或"嫉妒得发绿"。在文化的影响下，我们积累了很多颜色的意义。但是，看一看你在情感日志中如何使用色彩，你会发现自己赋予颜色和颜色组合独特的意义。

下面的专栏"常用的色彩联系"目的是激发你思考色彩及其对你的个人意义。通过看这个专栏，你会发现色彩可能具有互相矛盾甚至模棱两可的意义。例如，红色既和爱有关，也和愤怒有关，这是两种非常不同的情感。蓝色是很多人最喜欢的颜色，人们认为它令人平静、放松，但在其他背景中，蓝色和悲伤或沮丧有关。

这个专栏并不是从色彩的角度提供对你的画进行分析的方法，而是为了说明比较常见的色彩联系，鼓励你思考对色彩的看法。以下是你可以对自己提出的问题：

◎ 你如何在作品中用色彩表达情感？

◎ 某些色彩是否对你有特定的意义？

◎ 家庭、宗教或种族是否影响了你的色彩联系？

◎ 某些颜色是否会让你想起特定的假日或事件？

◎ 你是否会为特定的场合或情景穿某种颜色的衣服？

◎ 你在艺术作品中用的最多的颜色是什么？是否以哪种颜色为主？

◎ 你是否在画的有些部分大量使用颜色，而有些部分则很少使用颜色？

◎ 你是否喜欢使用某种颜色组合，比如黑与白、朴实的颜色和金色、淡而柔和的颜色、浓重或暗沉的色调或者大自然中的颜色？

常用的色彩联系

- 红色——出生、血、红、情绪、温暖、爱、热情、受伤、愤怒、心脏、生命；

- 橙色——火、收获、温暖、能量、不幸、精神错乱、自信、力量；

- 黄色——太阳、光明、温暖、智慧、直觉、希望、期望、能量、富有、阳刚；

- 绿色——土地、肥沃、植物、大自然、生长、新生、嫉妒、过度保护、创造力；

- 蓝色——天空、水、大海、天堂、灵性、放松、清洁、滋养、平静、忠诚；

- 紫色——皇室、灵性、财富、权威、死亡、复兴、想象、注意、兴奋、偏执、迫害；

- 黑色——黑暗、空虚、神秘、开始、子宫、无意识、死亡、抑郁、丧失；

- 棕色——肥沃、土壤、悲伤、根、粪便、尘土、没有价值、新的开始；

- 白色——光明、童真、纯洁、月亮、灵性、创造、永恒、梦幻、繁殖、复活、清晰、丧失、合成、启迪。

　　你在绘画用色上的偏好会发生改变。例如，使用油画棒时，你会很自然地尝试调色。试着用有限的颜色来画画，比如使用冷色（蓝、蓝绿、淡紫）、暖色（红、橙、黄）或者中性色（灰、白、黑），又或者尝试用你不常用的颜色来作画。

在尝试新材料和新的色彩搭配时，你对色彩的感受、意义和对色彩的偏好都会发生改变。

用图像创造情感上的安全

虽然艺术创作对人们表达情感很有帮助，但有时用绘画的形式进行自我安慰、创造积极的感受更加重要。我帮助抑郁、焦虑或处于危机中的人用艺术表达来关怀自己，同时也能让其把创伤和丧失表达出来。

自我安慰的图册

材料：至少准备 10 张 8.5 英寸 × 11 英寸的白纸或其他类似大小的彩纸（把这些纸装订成册）、杂志、彩纸、拼贴材料、剪刀、胶水。

1. 列出令你感到愉快的感官体验。你可以根据以下分类来思考：环境或大自然，声音或音乐，味道或气味，触觉或质地，让你感到快乐、满足或平静的体验或事件。

2. 浏览杂志和其他拼贴画材料，其中一些图会让你有愉快的、舒缓的感官体验，把它们找出来，根据你的需要剪下这些图。

3. 把这些图贴在纸上，你可以安排它们的组合，也可以对它们进行分类（例如，户外、织物、动物等）。

4. 核对这些活页（将其打孔装订，或者去当地影印店进行活页装订），自己给这个册子做个封面。

5. 完成图册后，写一写评注，描述你在选择材料时的想法和感受。你更喜欢哪些感官图像？为什么？

6. 浏览你的图册，选一张特别令人愉快或特别安抚心灵的图。注视着它，关注自己感官方面的体验。在看着画的时候，你有什么感受？

7. 当你发现其他想放入画册的图时，随时可以往里添加。如果你用的是活页装订或学生文件夹，那么随时添加图可以很容易。

这个练习类似第 3 章中的一个练习，你在那个练习中要找出让自己感到愉悦的图像和物品。自我安慰图册则是另一个保存这些图像（或色彩、质地和形状）的地方。一位癌症病人因这个练习做出了一个图册，在医院接受化疗时，她会翻看它。看着这些图片，她会忘记治疗的副作用，专注于自己的康复。

这个练习的另一个版本就是把你收集的图片粘在一张大纸板上。你可以给它加个框或罩上一层有机玻璃，把它挂在你能经常看到的地方。

营造一个安全之所

治疗师普遍用这个练习来帮助精神痛苦的人。创作安全图像的首要目的是减轻压力和紧张，其次是发现能增强安全感的心理意象。

材料： 18 英寸 × 24 英寸白色绘图纸、油画棒或彩色铅笔。

1. 先做第 4 章中介绍的放松练习。当你感到放松后，想一想所有让你感到安全的地方，可以是真实的地方，也可以是想象出来的地方（如果你想不出这样的地方，那就想象一个）。

2. 列出你的安全之所的所有特点（例如，有令人舒服的东西，比如：枕头、家具；有你熟悉的东西；有你喜欢放在自己周围的东西）。

3. 用绘画材料画出你的安全之所。你可以画张简图，也可以精心绘制一张画。你可以在画上添加能提升安全感的特征，或者让这个地方变得更舒服。

4. 看着你的画，描述每个特点的重要性和目的。想象一下，如果你站在安全之所里，你会分别在左边、右边、前面、上面和下面看到什么？

5. 看着你的画，想一想安全之所在什么情况下对你最有帮助，把它们记下来。

6. 在头脑中形成安全之所的图像，在接下来的几天里练习想象它。在想象中拜访这个地方是什么感觉？

情感地图

这个练习基于约翰·琼斯使用的练习，他用这个练习帮助俄克拉何马城爆炸案幸存者探索并记录情感。

材料： 大张白纸、彩色铅笔或马克笔。

1. 你将表征以下六种情感：愤怒、快乐、悲伤、恐惧、对他人的爱、对自己的爱。试着从大小和形状的角度想象每种情感的样子，不要用火柴人或笑脸来表示这些情感。

2. 完成所有的画后，想一想它们彼此之间是否有联系。这些画彼此之间有怎样的联系，是否有共同的形状或线条，如何比较它们的尺寸。你在哪幅画上投入的时间最多？

用水彩画出你的情感

水彩是流动性比较强的材料之一，尤其适合表现情感。

尽管没有魔法配方可以让你画出困扰你的情感，获得解脱或幸福感，但自发绘画有助于你探索和表达情感。试着画一系列有关情感的小画。准备一些绘画材料，比如水彩纸、纸板或涂了底涂料的卡纸，比较适合的大小是 11 英寸 × 14 英寸。使用丙烯或蛋彩颜料，挑选能代表你心情的颜色，或者像第 6 章中描述的那样自发地绘画。

在《艺术就是医学》（*Art as Medicine*）一书中，艺术治疗师肖恩·麦克尼夫对刚开始用艺术创作和自我表达进行疗愈的人提出了一些有益的建议：

尽情地画，用不同的方式在纸上挥动画笔，看看会出现什么。只要画，就会有成果。如果你不以自己的方式开始作画，那么什么都不会发生。你应该像练习舞蹈那样全身都动起来画画，而不只是动动手指和手腕而已。你应该用身体的力量去带动手臂画画，看着画面上出现的形状，想一想你可以对它们做什么。

放松，找到属于自己的画水彩的方法。如果你觉得拘束或紧张，就试着用非惯用手来画；或者用墨水涂鸦的方法画出线条和形状，用颜色填充它们；或者添加细节，形成图像。

使用色彩画画的目的只是为了获得快乐。作家兼业余画家亨利·米勒（Henry Miller）曾说："随心所欲地画画，直到快乐地逝去。"艺术治疗就是要随心所欲地创作艺术作品，不要担心被评头论足，它是有关享受如何使用色彩、形状、质地和图像，并从自我表达中获得乐趣的过程。如果你喜欢在户外创作，可以尝试画风景。你不用担心画得不像，不要努力复制自己看到的风景，而应该发自内心地画。在画树、水、大地和天空时，你用自己感觉到的色彩来画，而不要复制大自然中的色彩。也许你觉得天空温暖而狂暴，想一想用什么颜色能代表这种感觉，用什么线条、形状或图形能传递这种想法。摸一摸周围的事物，画出它们的质地给你的感觉。像麦克尼夫建议的那样，你应该用身体的运动来画画，而不是用手指画画。也许你的身体会紧紧地蜷缩成一个球或者向四面八方伸展开，想一想你会有怎样的感觉，应该如何用线条或如何挥动画笔来表达它，看看你会画出什么。

● 结语

虽然本章中的练习有助于你解决情感问题，但它们的作用是有限的。如果你有严重的情感问题或者有创伤经历，你可能需要专业人士的帮助。艺术创作有助于改变痛苦的情感，缓解创伤，使人理解丧失感，但有时你需要通过治疗师的指导来加深自己的理解。

第 8 章

艺术创作与疾病：画健康

我希望给所有医生的诊断和治疗工具中增加一盒蜡笔。

伯尼·西格尔（Bernie Siegel）医学博士
《和平、爱与疗愈》（*Peace,Love,and Healing*）的作者

艺术治疗最初被用于治疗身体疾病。英国艺术治疗的创始人阿德里安·希尔（Adrian Hill）在自己早期的著作中使用了"艺术治疗"一词，他描述了绘画对自己结核病康复的影响。希尔根据自己的经历又写了《艺术与疾病》（*Art Versus Illness*）和《以画愈病》（*Painting Out Illness*）两本书。最后，希尔把自己艺术创作的经验分享给了其他病人，并为用艺术治疗帮助病人和残疾人奠定了基础。

越来越多的人用艺术治疗的方法从身心两方面治疗疾病，原因主要有以下几点：第一，很多人对替代疗法的兴趣日益增加，这促使其把艺术治疗作为医学治疗的补充；第二，艺术治疗师和医学专业人员认识到艺术作品能传递有关身体和心理的重要信息，包括有意识和潜意识的信息；第三，艺术创作的创造性过程对重病患者来说也是一种有效的治疗，它能帮助病人应对疼痛和其他症状，认识自己的情感和身体症状，成为治疗的积极参与者。

图像是健康与疾病的信使

人们相信梦能预示身体疾病可以追溯到希腊文明早期。希拉医生兼医学之父希波克拉底（Hippocrates）认为梦能确定一个人的身体状况，他相信梦中的太阳、月亮、天空、繁茂的树、盛开的鲜花、流淌的河水都是身体非常健康的象征。公元 2 世纪，伽林（Galen）医生运用自己和他人梦中的情景来决定病人的治疗方法，并且相信梦是一种诊断工具。

一种能够预测疾病的梦境被称为前驱症状，意思是它能预示发病的早期症状。梦也与康复、自发的痊愈及治疗有关。荣格对梦可能提供有关身体状况的直觉性信息很感兴趣，这些信息会促使患者采取适当的治疗方法。曾有人让荣格在没有给他提供其他信息的情况下，分析病人对梦的描述：

> 旁边的人不停地问我有关给机器上油的事情。有人说牛奶是最好的润滑剂，而我显然认为湿淋淋的黏液更好。后来，一个池塘里的水被排干了，在池塘的黏液中有两只已灭绝的动物，一只是非常小的乳齿象，而我忘了另一只动物是什么。

通过病人的梦，荣格准确地判断出是肿瘤或类似的疾病造成病人脑脊液堵塞。他根据梦中的图像和自己对象征意义的广泛知识做出了这个诊断。虽然荣格做出诊断的推理过程令人难以置信，但我们很容易从病人对梦的描述中看出他在描述某种功能障碍（在这个例子中，需要润滑的机器代表了功能障碍）。这暗示荣格，病人的身体某处出了问题，梦的其他方面也暗示了身体有阻塞或肿瘤。

荣格的观点引导其他人探索用梦来诊断疾病。肺结核病人会梦到窒息，溃疡病人会梦到胃里有洞，这些病人都在确诊前做了和病有关的梦。研究者还研究了患心脏病、肺病、恶性肿瘤和其他严重疾病的病人的梦境，发现一些梦能预示疾病的发展过程。例如，梦到死亡或濒死的人更有可能去世或者疾病复发。

梦并不是反映或揭示身体健康状况或疾病图像的唯一来源，绘画或其他艺术表达形式也可以表现症状、疾病的过程以及健康状况的重大改变。因治疗癌症病人而闻名的医生伯尼·西格尔认为，绘画能反映病人的很多情况。最新的研究发现，儿童用绘画比用语言更能准确地表述自己头疼的症状，他们的画有助于医生了解和治疗他们的头疼。

　　成年人和儿童经常会有意识或无意识地在艺术治疗中表达疾病的症状。我曾给来自有虐待问题的家庭的儿童进行过团体治疗，其中有个小女孩无意识地画出了自己反复发作的胃疼。尽管她感到很疼，但她并没有说起自己的症状，而是通常看起来平静又快乐。然而让我感到困惑的是，她的画中总会有一块暗黑的区域（见图 8-1 和图 8-2 ）。我问她这块暗沉的颜色是怎么回事，她就会笑一笑，说没什么，好像在让我放心。但是她画中反复出现的深色引起了我的担忧，我猜测这是否代表她有某种疼痛。尽管我可以确信她没有受过身体虐待，但我知道她目睹过酗酒的爸爸反复虐待她妈妈。

　　医生对小女孩做了体检，我吃惊地发现她患有十二指肠溃疡。这是一种令人痛苦的病，患病的多为中年人。这个小女孩似乎沉浸在精神痛苦中，最终以非常痛苦的胃溃疡形式表现出来。儿童会在画中用黑色或红色来表达自己身体上的疼痛。这个小女孩用绘画来表达自己的疾病和疼痛，她觉

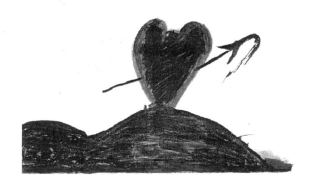

🎧　图 8-1　8 岁女孩画的心《心的中间是黑色的》

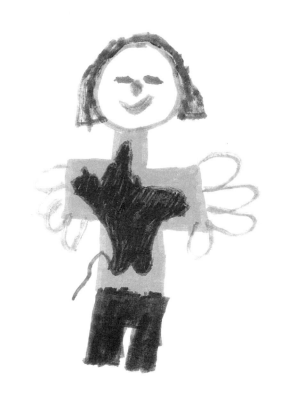

🎧　图 8-2　8 岁女孩画的自画像《画中的身体里有一块黑色》

得如果自己抱怨胃疼，就会给已经很痛苦的家人添麻烦。她非常想通过艺术语言来表达自己无法言说的身体疼痛。

这个例子并不意味着所有绘画作品中的黑色或深色都是疼痛或疾病的迹象。儿童和成年人会在画中用颜色表达多种情感和体验，因此我们不能肯定地说，他们画的某些颜色、形状或内容就表示有某种疾病或身体痛楚。但是有记载显示，画中的某些图像、形状和颜色能够传递出疾病的信息。心理治疗师苏珊·巴赫（Susan Bach）对患绝症的儿童进行了几十年的研究，她提出儿童绘画中的某些迹象能预示疾病和康复，这些迹象包括画中的色彩、物体的摆放或象征性表征。巴赫还发现，濒死的孩子往往能比医生和家人更早地意识到自己快死了，并会在自发的绘画中用特定的象征物表达出这种意识。巴赫的研究成果不仅强调艺术图像能够表达身体感受，而且强调身体、心理和精神不可避免地交织在一起。

我们在第 6 章中提到的曼荼罗绘画方面的权威琼·凯洛格也注意到色彩与身体健康之间的关系。凯洛格发现，曼荼罗绘画作品中的某些色彩能预示炎症、疼痛、恶心、胃病或呼吸障碍等疾病。人们对画面中色彩的运用不仅和情感密切相关，也与身体感觉密切相关。

艺术创作的疗愈力量

人们认识到艺术创作对身体疗愈（无论是痊愈还是康复）、学习如何应对疾病或症状、发现严重或致命疾病的意义等都很重要，本书前面所述的医疗保健运动中的艺术强调将所有艺术形式用于疾病或医疗过程中的康复。医学界也认识到，人们通过绘画、音乐、动作或写作来表达自己能提升幸福感，甚至连残疾人或慢性病患者的幸福感都提升了。这说明，艺术创作能帮助人们在面对疾病或身体不适时，超越甚至改变他们的自我感知。

英国著名神经学家兼作家奥立佛·沙克斯（Oliver Sacks）描述了艺术创作对病人或残疾人的唤醒作用：

> 从根本上看，唤醒就是逆转。病人忘记了疾病，开始感觉被自己忽视的周围世界，充分地体验这个世界。

在进行艺术创作时，人们的注意力会从疾病上转移。他们暂时忘记自己在生病或有残疾，而被唤醒了疾病以外的体验。很多病人在与我谈论艺术创作的价值时说，艺术创作提供了一种超越的体验。在进行艺术创作时，他们通常可以忘却疾病，克服疼痛、恐惧和焦虑。这种超越性可能是艺术治疗最有效的治疗因素之一。

当病人从事艺术创作时，他们会觉得自己是正常的。除了将注意力从疾病上转移之外，艺术创作还可以让人暂时忘记疼痛或其他严重的症状。关节炎病人和其他有疼痛症状的病人经常说在艺术创作期间，他们的痛感减轻了。

病人最终往往会失去对自己身体的控制感，还会失去自主感。住院的病人会失去对时间的控制，因为他们按照医院的时间表生活。艺术创作能帮助患有身体疾病的人通过自由地选择材料、风格和主题，自由地运用色彩、线条、形状和纹理，以及选择创造自己想要创造的东西，重新获得一些控制力。

通过艺术创作获得治愈

很多艺术家都用艺术创作来表达自己与疾病、残疾或疼痛的抗争。墨西哥超现实主义画家迭戈·里维拉（Diego Rivera）的妻子弗里达·卡罗（Frida Kahlo）画了很多自画像，探索和表达了她与持续一生的健康问题的抗争。卡罗小时候得过小儿麻痹症，先天的脊柱问题导致她的神经退化，造成双腿和双脚的疼痛和溃疡。她在一次交通事故中受了很重的伤，骨盆和一只脚严重骨折。小儿麻痹症、天生的脊柱问题以及交通事故造成了她持续终生的健康问题，让她做了无数的手术。

在《两个弗里达》（*The Two Fridas*，见图 8-3）这幅画中，卡罗画了两个自己：一个弗里达穿着新娘装，另一个弗里达穿着墨西哥传统服饰。两个弗里达的

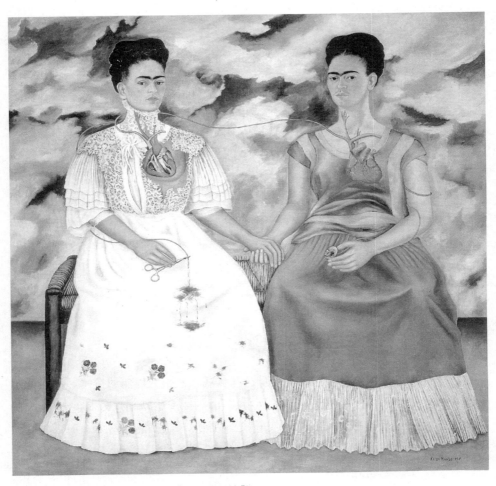

🎧　图 8-3　弗里达·卡罗的画《两个弗里达》

心脏通过一根细细的红色动脉相连，动脉的血滴落在新娘礼服上。卡罗的画表现了一个不断受疼痛折磨的女人想要控制自己的生活，两个弗里达脸上的平静只是表象，都在掩饰自己真正的痛苦。在其他画里，弗里达表现了自己在哭泣或被疼痛折磨。在有的画里，她的身体被钉子撕裂。在一幅著名的作品中，她把脊柱画成断裂的柱子。

艺术家保罗·克莱（Paul Klee）因其嬉闹、活泼的绘画风格而闻名。然而，他的后半生都在硬皮病的折磨下度过，这是一种渐进性疾病，会造成皮肤和肌肉收缩，因此他很难画精细的画。他后期的很多作品都表现了他在身体和情感上与疾病的抗争。克莱这样描述这个阶段："我从来没有画得这么多、这么投入过，我画画是为了不让自己哭泣。"

达西·林恩是一位当代艺术家，她用艺术创作来应对致命的严重疾病。1991年4月，林恩被诊断患有淋巴瘤，她通过绘画获得了力量和希望。她用绘画的形式探索了医学干预（比如化疗、手术和放疗）给自己的感受，探索了她对医院和医护人员的印象，还探索了她被诊断出淋巴瘤后生活发生的改变。她这样描述自己的体验：

艺术家经常会运用他们的创造天赋来应对生活中的困境。1991年4月，当我被查出淋巴瘤时，我发现这句话说得太对了。我的病情如此严重，以至于只有通过手术和化疗后才能被确诊。

我住了三周院，因为不明原因的肺部感染，我在出院三周后又住院了。我不断地输抗生素，胸部的血管里被插入希克文导管，这是为了方便输抗生素，当然也是为了方便化疗。

在两次住院期间，我试着画画，画我自己、画医生、画我从没见过或从没画过的图像。我总在做白日梦，不断在脑子里构想画面。在医院里时，我发现这样做能缓解压力。第二次住院之后，我终于在六月中旬把想法付诸画笔。除了做化疗的日子，我每天都会画几个小时，因为化疗后我会感到太疲惫或太难受。

　　绘画让我对自己的状况有了一点控制力，没人告诉应该怎么画或应该画什么。医生可以控制我的身体，但我可以控制自己的灵魂。绘画让我拥有了一个属于自己的创作世界——逃避焦虑的方法，同时也让我认识到发生了什么、自己有多坚强。我非常幸运，家人、朋友和医生都鼓励我进行创作，他们明白它的重要性。

　　疾病让我懂了很多，最重要的是让我认识到我需要真实地面对自己。在那段时间里，我继续充满激情地绘画。对我来说，对淋巴瘤的治疗让我释放了自己完整的人格，否则它永远也不会表现出来。我始终清楚做一名艺术家的重要性。如今，我已经证实了这一点，我创作的题材更广泛了。

　　在林恩的画《重生》（见图8-4）中，她表现了自己战胜致命疾病的经历。她说：

　　《重生》描绘的是癌症带给我的积极的新改变。我完全秃了（包括头和身体），感觉就像重生一样，如同初生的孩子，浑身充满了崭新感。我感谢自己的身体和心灵，并且觉得自己很幸运，能看到生命如此美好。海豹在四周游泳，就像飞翔的天使一样。这幅画的主题是对"生命是一种礼物"的顿悟，在我看来，这幅画非常积极，海豹成为代表生存和希望的图形。

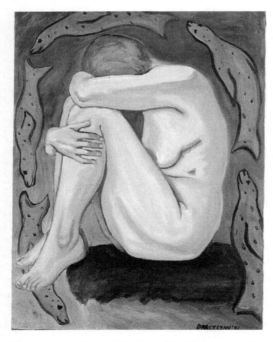

🎧 图8-4　达西·林恩的画《重生》（Rebirth）

　　林恩的经历说明，当人遇到生与死的问题时，艺术表达具有强大的力量。她的画表达了难以用语言表述的对疾病的感受。疾病是可怕的，有时在危机和痛苦中，人们会不可避免地产生矛盾的体验。在西方文化中，疾病被认为是负面的，但图像可以使我们从多少有些不同的角度来看待疾病和残疾。艺术创作有助于我们理解我们在失去健康后的情感和精神。

创造力与健康

人们从事艺术创作可能会使其身体产生积极的改变。人们持续保持着对替代疗法和补充疗法的兴趣，因此重新开始关注身心的联系和相互作用。大脑扫描显示，创造性思维会增加大脑中的血流，任何令人愉悦的创意活动都会增加 α 波，这种脑波是静息的警觉状态中典型的脑波，冥想时就会进入这种状态。在从事创意活动时，有助于减轻抑郁的化学物质血清素也会增加。研究发现，医院的治疗性艺术项目对病人有很多益处，包括让其减轻压力、更好地表达对症状的感觉并且改善血压、心率和呼吸系统。

最后，创造性活动能增强大脑的功能和结构，甚至对老年人也有这样的作用。创造力与老化方面的权威专家吉恩·科恩（Gene Cohen）说，富有创意的自我表达能增加老年人脑细胞（包括负责记忆和反应的脑细胞）的数量和联结。根据科恩的说法，创造要求人们提高自己的能力，使人有可能活得时间更长、更积极。人们从事绘画或雕塑这类活动，并对未来持有积极的态度，可以提高免疫系统，甚至会减轻通常被认为是衰老的自然结果的抑郁和睡眠障碍。

开启健康幸福的力量

我在第 7 章中探讨了艺术创作如何有助于表达情感，恢复情感创伤。在大多数情况下，艺术治疗被用来帮助人们敞开心扉。人们通过绘画和其他艺术形式认识到自己的想法、情感和知觉，敞开心扉的目的是帮助人们了解痛苦或创伤的根源，减轻或解决冲突。

敞开心扉还能促进健康和幸福感，我们知道，分享强烈的或令人困扰的情感有助于身体健康。我们都熟悉如何压抑愤怒、焦虑或悲痛造成的压力，如果这些情感不被表达出来会对身体有害，比如导致心脏病、慢性疼痛或免疫功能失调。将创伤性经历表达出来会产生什么影响？相关的研究证实了这样做对健康的益处，包括提高免疫力、减少看病次数。

艺术创作能让人们表达出自己的感受，并为医疗保健专业人员提供了有关病人的信息。根据治疗各个年龄段癌症病人的经历，伯尼·西格尔提出，绘画是一种揭示病人情感和想法的可靠而容易的方法，可以揭示原本并未表达出来的情感和想法。为了更好地了解病人对自己所患癌症的看法，他让病人画一些简单的画描绘他们自己、他们的治疗过程、他们的白细胞在消灭疾病以及他们想画的任何画。他用绘画帮助病人敞开心扉，谈论他们本来不会说的情感或感受。例如，绘画特别有助于揭示病人没有说出来的对治疗的矛盾心理。虽然病人会说化疗对治疗癌症特别有帮助，但在潜意识中，他们会觉得这种治疗是毒药。这些病人潜藏的对疾病和医学干预的想法、情绪和感知对制定适合病人的治疗方案非常重要。

重病患者对自己的病通常有两种解释，一种是他们已经说出来的，另一种是他们没有说出来的。他们说出来的解释基于医学诊断和掌握的有关治疗的知识；而他们没有说出来的解释则更加个人化，通常是人们私下对自己所患疾病的看法。这种个人的解释可能是有意识的，也可能是无意识的，可能还交织着恐惧、困惑、误解和／或焦虑。艺术往往比语言更有可能揭示这种解释。例如，一个要做肿瘤手术的 9 岁孩子在高高兴兴地等着做手术，她甚至会安慰父母和兄弟姐妹说一切都会没事的。在手术前，我陪着她自发地画了一幅画。她把自己画成一个小小的人形，站在一个黑色人形旁边（见图 8-5）。我让她给我讲讲这幅画，尤其是那个黑色人形。她说那个黑色人形是一个鬼，它在梦中告诉她，她快死了。虽然女孩的手术很成功，预后很好，但她画出了自己没有说出来的对死亡的恐惧。艺术创作为她提供了表达恐惧的方法，而用语言表达这种恐惧会让她感到不自在。

艺术让另一个病人表达出了可能会被一直隐藏的焦虑。贝丝画了一张自己介于生与死之间的画（见图 8-6），描绘了癌症不可预测、令人困惑的特点。她说自己"孤独地站立在两个世界之间"：

死亡在左边，生命在右边。我站在两边的路口，不知道会走向哪个方向。这并不是与死的斗争，因为死亡不可避免，又或许是在争取生命。两边都会耗费很多能量，并且都有令人感到痛苦、困惑的桥。但是我的脚浸在流淌的水里，引导我前往应该去的地方。在那之外，我看到的是光明和充满爱的指引，它们会引导我回家。

贝丝的画表达了她与致命疾病的斗争，以及游走在生死之间的感受。她的画强化并表达了她的精神信念，这种信念支撑着她度过艰难的化疗和放疗。

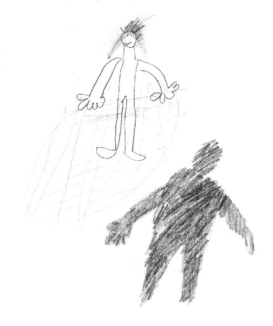

🎧　图 8-5　9 岁女孩在手术前画的画

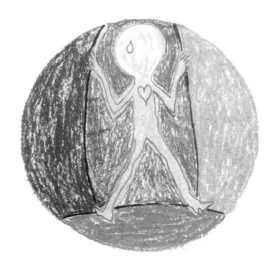

🎧　图 8-6　癌症幸存者贝丝的画，描绘了她在生死之间的抗争

医学环境中的艺术治疗

艺术治疗以各种方式被应用于各个年龄段的病人，他们可能身体疼痛或有其他慢性症状，或者接受了手术或药物干预等治疗。艺术治疗（包括心理治疗）的用途很多，它能帮助病人应对精神上的痛苦，整合体验，表达对疾病或医疗措施的感受。例如，艺术治疗师会在手术准备室里带着孩子做活动，鼓励他们表达出自己的情感，探索他们对身体和体重增加的看法。咨询师会用艺术治疗帮助癌症幸存者团体表达对致命疾病的反应，与其他病人分享感受。治疗师会运用绘画配合放松练习，帮助人们控制或克服头疼，缓解背痛，或者想象一个更强大的免疫系统。

艺术治疗还被用于康复治疗，帮助人们从事故、手术、急慢性疾病中恢复过来。艺术治疗师会为养老院里患中风或其他疾病的老人设计相应的活动，或者帮助因事故需要做整形手术或头部受伤的人。治疗师设计的艺术活动不仅能提升病人的自我表达能力和创造力，还有助于其获得技能或恢复肢体灵活性。以下的例子描述了艺术治疗被应用于病人的众多方式之一。

医学艺术治疗的作用

心理学家兼艺术治疗师罗宾·加布里埃尔（Robin Gabriels）用艺术治疗的方式了解、评估患有严重哮喘的儿童和青少年。她在丹佛国家犹太医院（National Jewish Hospital）的实践让她相信，画画是这类病人重要的艺术表达形式，尤其是那些难以用语言表达自己对疾病的感受的年幼病人。

加布里埃尔让患病的孩子们画三幅关于他们所患的哮喘的画。首先，他们需要画出自己哮喘发作时的感受；其次，他们要画"有帮助的或有益的"环境，无论这个环境是真实的还是想象出来的，在这个环境中，他们不必担心哮喘会发作；最后，他们要画"有害的"环境，这个环境可以是真实的或想象的，在这个环境中，他们的哮喘会发作。每画完一幅画，他们都有机会讨论自己的画，并且常常会表露出对疾病的很多担忧、恐惧和看法。

由于情绪问题加剧了 15 岁婕米的哮喘，她被转诊进行艺术治疗。在第一幅画里，她画了自己被困在水下、无法呼吸的情景（见图 8-7）。按照加布里埃尔的说法，这幅画揭示出婕米的焦虑、痛苦和恐惧，这比用语言表达的更多。在画"有帮助的或有益的"环境时，婕米画了自己在气球里的情景，她在这里可以免于接触环境中会触发哮喘的东西（见图 8-8）。婕米还画了另外一个人，这个人拿着气球。加布里埃尔说，这可能反映了婕米希望别人来照顾她。

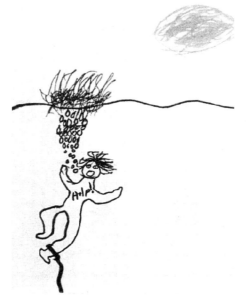

🎧 图 8-7 婕米画的一幅表现自己被困在
水下、无法呼吸的画

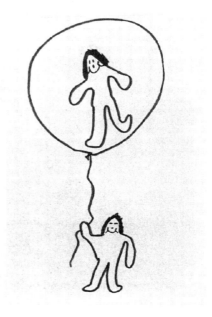

🎧 图 8-8 婕米画的"有帮助的或有益
的"环境的画

在最后一幅画里，婕米用一座山代表"有害的"环境，她独自在山上（见图 8-9）。这幅画描绘了会触发她的哮喘的事物：草、潮湿和情绪。婕米说她抓着一条蛇，这让她感到焦虑，而焦虑是另一个触发哮喘发作的因素。

这些画对制订婕米的治疗计划很有帮助，而且让她爸爸了解了她的想法和担忧。加布里埃尔说，绘画帮助孩子们认识和表达他们对疾病的感受，有助于他们应对疾病，还有助于治疗师了解他们的体验。

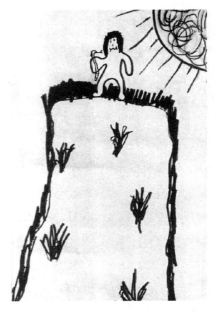

图 8-9　婕米画的"有害的"环境的画

医院里的艺术

在认识到艺术表达的治疗作用后，它以各种形式被越来越多地运用在医院的环境中，越来越多的医院聘请视觉艺术家、音乐家、诗人、说书人和舞蹈家，他们协助病人在床边或在团体中进行艺术创作。这些艺术项目可能不会提供心理治疗，但显然具有治疗价值。很多艺术活动的目的是提升病人的士气，促进疗愈的过程。还有些艺术活动的目的是提供艺术医疗，我们已经在第 2 章中探讨过这个观点。

华盛顿乔治城大学的艺术治疗师特蕾西·康斯尔（Tracy Council）为年轻的癌症患者提供艺术活动及其他创意体验。这些活动的目的是鼓励病人用艺术来表达自己对疾病和医疗干预的感受，并通过富有创造力的表达让他们感到自己是正常的。康斯尔鼓励病人用他们自己做的活动雕塑、桌上喷泉和墙面艺术品来装饰病房，帮助他们放松，把注意力从令人痛苦的医疗过程上转移。每年的儿科艺术展会展示儿童的绘画、雕塑和集体艺术项目，从而增加病人的自信，让他们知道自己的创造潜能得到了承认和欣赏。

医院艺术项目的目的千差万别。有些项目强调的是与病人及其家人的互动，另一些项目强调艺术的美感所产生的影响。例如，当地艺术家的艺术作品被用来装饰等候室或病人候诊区域，营造赏心悦目的环境。在有些医疗结构中，艺术家设计了"疗愈性的环境"——使病人和家属能够放松、变得平静的室内设计。

尽管艺术项目、展览以及特殊设计的室内装饰并不一定会被定义为艺术治疗，但这样运用各种艺术形式会产生多方面的治疗作用。在医院病房的有限空间里创作艺术作品可以提高病人的生活质量，使病人在无聊时或漫长的康复期里能从事有意义的活动。通常在缺乏美好事物的环境里，绘画、雕塑和其他艺术形式可以正常化。尽管为了让病人及家属平静放松的治疗环境不一定能达到艺术家想要的效果，但它们无疑改善了医疗保健的品质。

引导想象或绘画

引导想象或引导可视化就是一些指导人们在放松的状态下想象各种场景和事件的指示。引导想象越来越受欢迎，被用于辅助治疗癌症和其他疾病。你可能熟悉各种具有引导想象功能的录像带，它们用于帮助人们减压、控制疼痛、戒烟或减肥。"可视化"这个词有时会和"引导想象"这个短语互换使用，指的是在头脑中形成画面或有意识地创造图像。可视化有两种类型：接受性的和程序性的。参加接受性可视化的人会形成自己的图像；参加程序性可视化的人对出于特定目的而创作的图像做出反应，这些目的包括减轻痛苦、缓解症状或疗愈。在过去几十年里，运用图像成为补充医疗和传统医疗领域中的一个重要主题，一些研究者在研究心理意象与身体健康之间可能存在的联系。

　　引导可视化被用来治疗疾病，减轻压力，缓解抑郁，提高运动能力，其中以卡尔·西蒙顿（Carl Simonton）和斯蒂芬妮·马修斯（Stephanie Matthews）设计的用于治疗疾病的引导可视化最为著名。20世纪70年代开始，他们将想象练习运用在癌症患者身上。放射科医生西蒙顿相信心理意象和放松对病人有益，经常使用引导想象会提升其免疫力，使其感到自己是治疗的积极参与者。心理学家珍妮·阿特伯格（Jeanne Achterburg）研究了意象对各种疾病患者的作用，形成一系列针对特定症状和疾病的引导可视化。研究者们对癌症、艾滋病及其他严重疾病患者大量运用可视化，证明了意象在改变身体反应和感觉方面的价值和作用。研究指出，对可视化的恰当运用甚至有可能延长重病患者的生命，至少可以减少他们的疼痛感和对其他症状的感觉。

　　引导可视化被认为对慢性病或致命疾病患者有几方面的益处。第一，意象会影响态度。它能减轻抑郁、焦虑和消极思维，因此会促进疗愈。第二，意象与放松技术相结合能降低血压和心率。第三，意象还可以减轻药物（包括化疗）的副作用。

　　艺术治疗中包含对意象的运用，因此人们有时会将其与引导想象混淆。艺术治疗师经常使用引导想象，而对病人使用引导想象的专业人士有时会运用绘画（即在引导病人完成引导想象后）的方式让他们画一幅画。例如，卡尔·西蒙顿、珍妮·阿特伯格和伯尼·西格尔都曾让人们想象并画出通过治疗（化疗、放疗或其他干预）成功地消灭了他们的癌症。很多治疗师用引导想象和艺术表达来帮助人们放松、减压，减轻抑郁和焦虑，减轻症状或疼痛。

　　我对一些想增强健康的体魄或减轻疾病和症状的人使用过几个简单的引导想象练习。每次可视化之前应该先做放松练习，比如做第4章结尾介绍的放松练习。在尝试了每一个练习之后，你可以把你的体验画出来，用色彩、图形和感觉记录你的感受和身体发生的改变。

用色彩缓解症状

想一想你最喜欢的颜色或配色，把这些颜色想象成光束，并在想象中将光束引导到需要慰藉的部分。如果你难以想象自己最喜欢的颜色，可以试着想象白色或金色的光洒遍全身。你还可以选择暖色（比如红色）或冷色（比如蓝色）让身体的某个部位温暖或凉爽起来。

完成这个练习后，试着用可视化中的色彩画画或粗略地勾画出那种色彩给你的感觉。你可以用本章后面介绍的人体图像模板的方法记录你的色彩感受。

想象外在的疗愈之源

你在大脑中描绘出需要关注的身体部位（比如，如果你背痛，你需要关注的就是后背）。想一想那个身体部位需要什么，比如温暖、凉爽或放松。现在想象做什么能缓解身体部位的症状，比如阳光、温和的水或手的抚慰。例如，一个肩膀疼的人会想象自己沐浴在温暖的阳光里，阳光洒满那个身体部位。在你脑海里，你能看到疗愈之源进入自己受伤或有病患的身体部位，想象疗愈之源能够安抚、减轻你的症状。

运用关于健康或康复的意象

想象自己处于最佳状态，看到自己在从事最喜欢的活动或运动，你的身心没有任何疼痛、不适或担忧。你尽可能想象自己没有任何症状的样子，仿佛看到自己活跃、快乐、生机勃勃。生活中的哪些事物能给予你快乐和活力？你试着想象你处在能给予自己快乐、活力或鼓舞的环境中。根据你的想象，从杂志中挑选能体现健康的拼贴图像（见本章后面"健康活动的象征"的内容），把这些图像贴在一张纸或纸板上，挂在你每天都能看到的地方，思考什么能给予你积极健康的感觉。

这些只是运用心理意象促进健康与幸福的几种方法。你需要经常练习引导想象或可视化，每天至少重复两次，每次 10 到 20 分钟会比较有效。在睡觉前做这些练习效果最好，这可能是因为大多数人在那个时候会非常放松。把引导想象或可视化转化为艺术图像能够强化你形成的心理意象，使你能更深入地理解意象是如何有助于疗愈或缓解症状的。

为了健康幸福而运用艺术创作

除了可视化，以下活动也有助于人们通过艺术创作来解决与健康幸福有关的问题。

身体绘画

材料：身体图像模板、油画棒、彩色铅笔或马克笔。

1. 复制几份身体图像模板（见图 8-10）。如果你想在更大的图像上创作，可以去影印店放大模板，或者在一张大白纸上自己画出身体图像，用铅笔或黑色马克笔画出类似图 8-10 的简单轮廓。

2. 闭着眼睛，注意身体的感觉。从脚开始，沿着身体向上，在心里记住身体不同部位的疼痛、绷紧或其他感觉。

3. 用彩色绘画材料在身体图像中填充色彩、线条和形状（见图 8-11），尽量随意地、凭直觉去画，不要担心画得像不像。你的目的是表征身体的感觉，

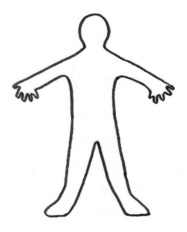

🎧　图 8-10　身体图像模板

而不是画出实际的特征。你也可以在身体图像的周围、在你觉得有需要的地方，画上颜色、线条和形状。

完成绘画后，写几句话或几个词来描述
你的画。想一想你是如何在身体轮廓中运用
色彩、线条或形状的。如果你描绘了特定的
症状、感觉、紧绷或疼痛，试着回答以下与
你的画有关的问题：

◎ 你身体哪个部位的症状（疼痛、肿胀、发
　 痒、伤口、发炎等）最严重？例如，如果
　 身体的某个部位感到疼痛，那么最疼的地
　 方是哪里？

◎ 这种疼痛或其他症状是否有特定的形状和
　 色彩？

◎ 你的身体是否还有其他感觉，你如何通过
　 色彩、线条或形状来表现它们？

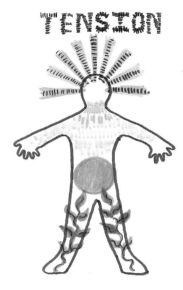

🎧 图 8-11　表现身体绷紧的图像示例

很多慢性病患者会经常用这种练习来探索、了解和应对症状。为了继续探索
身体的感觉和症状，你需要复制几份身体图像模板，每周完成一到两幅。你还可
以将这个练习和本章后面介绍的躯体绘画日志结合使用。

健康活动的象征

这个艺术活动的目的是帮助你识别和专注于有利于健康和幸福的事物，帮助
你形成有关健康幸福的个人图像。

材料：18 英寸 × 24 英寸白纸、一大张卡纸或纸板、水彩笔或油画棒、拼贴画
材料、剪刀和胶水。

1. 花几分钟想一想，什么会让你感到健康或者有利于你的健康或幸福。思考
健康与幸福有多方面的来源：身体、情感、社交和灵性。试着回答以下问题。

◎ 是否有让你感到身体健康的活动？

◎ 什么样的情感关系能给予你快乐或支持？

◎ 你的生活中有什么类型的社会支持（教会、学校、家庭、朋友等）？

◎ 你是否有支持自己精神方面的信念？

◎ 对生活中的各个方面，你是否想做出改变或添加？

想一想这些因素如何有助于你的健康，把想到的画面或想法写下来。

2. 运用这些材料创作一幅画，这幅画包含你认为有益于健康的意象。你可以添加现在生活中不存在但你认为有益于健康与幸福的因素。你可以在一张白纸上画这幅图，也可以从纸、卡纸或纸板上剪下一个圆，用它来画画或做拼贴画。

完成后，把这幅画放在或挂在你的艺术创作空间里或家里能够经常看到的地方。我看到很多找我做艺术治疗的人把自己画的"健康象征"放在家里或办公室的显要位置，目的是强化他们认为有疗愈作用的想法和体验。有些人在类似盾的形状上创作自己的象征物，他们拿着它去做化疗、放疗或去住院。用你的象征来强化有助于健康的图像，添加新出现的图像和想法。

创造一个有益健康的地方

大多数患有重病或慢性病的儿童和成人不仅需要确定其生活中有益健康的一方面，而且还需要将自我保健方法作为养生的一部分。孩子们很喜欢这个艺术活动，但我发现成年人也很喜欢它，因为这个活动中包含游戏的元素。

在这个练习中，你需要用到一个塑料动物或其他小塑像，最好用你喜欢的动物之一。如果你手边没有，去玩具店买一袋塑料家畜或野生动物的塑像。

材料：塑料动物或你挑选的塑像、8 英寸 × 24 英寸的白纸、油画棒、水彩、拼贴画材料、剪刀、胶水和纸板箱（可选项）。

1. 花几分钟思考你挑选的动物塑像。注意它的特点，想象如果它和实物一样大，它看起来会是怎样的？这种动物生活在什么地方（丛林、乡村、树林等）？

什么能维持它的生存？什么能让它感到安全、舒服？什么能让它感到被很好地照顾和滋养？闭上眼睛，花几分钟想象能满足这些需求的环境。

2. 用这些材料为动物创建一个安全、舒适、适宜的环境，使用动物塑像作为艺术作品的一部分。你可以用一张白纸做基底，或者把你创造的环境放在一个纸板箱里。你可以用绘画材料、颜料和／或拼贴材料来制作这个环境。

这个练习可能需要几次治疗来完成。人们经常发现他们希望在动物的环境中添加一些元素。完成这个练习后，写下你对以下问题的回答：

◎ 什么物品、环境、状况或性质会让你的动物感到安全、舒适和被照顾？
◎ 你是如何决定把哪些元素加入进来的？
◎ 是否有某些元素是你想加入进来但你却没有这样做？
◎ 什么有助于你感到安全、舒适和被照顾？

躯体绘画日志

人们记录躯体绘画日志是为了创建关于身体感觉的图像，你可以选择适合自己打算使用的绘画材料的日记本或写生簿。你可能还想做几周或几个月的身体意象练习，尤其是如果你还有需要监控的症状或疾病的时候。复制几份模板，把它们装订成册，你可以用它来记录身体意象日志，并且经常记录与身体感觉相关的色彩和形状。

放松和冥想是绘制图像中很重要的一部分。深层的放松和冥想能够降低血压和心率，降低血液中应激激素的水平。总之，经常处于放松状态对保持身体健康很重要，而且有助于人们长寿安康。你并不一定要先放松再开始创作，但我告诉病人们，把放松作为创作视觉日志的一部分并没有什么坏处。

在一段时间里持续画自己的身体症状有以下益处。第一，你可以记录身体的感觉，观察它们发生的改变。如果你有慢性疼痛、恶心、头晕或其他在几周或几个月里发生改变或者只在特定时间发生改变的症状，这一点特别重要。几年前，我患有慢性病，我发现在几周时间里不断画出自己的疼痛和其他症状有助于了解症状的触发因素。你还能获得可以分享给医生的有用信息，帮助他缩小致病原因的范围。

艺术家兼艺术治疗师简·贝尔斯坦（Jane Berstein）用躯体视觉日志的形式来记录、理解和应对自己的子宫内膜异位，这是一种很难诊断和治疗的盆腔疾病。在 12 年里，贝尔斯坦大约创作了 450 幅画，她发现即使在医生没有诊断出她患病的情况下，这些创作也对她很有帮助。她还把这些画带给治疗期间遇到的一些医生看。通过绘画记录自己患子宫内膜异位的经历，贝尔斯坦找到自己表达疼痛的视觉语言。

第二，除了创作与感觉和 / 或症状有关的图像之外，你还可以在躯体日志中记录你的梦。我经常询问来访者（尤其是那些身体有疾病的来访者）关于他们的梦的情况。通过注意和记录梦中的意象和对梦的感觉，患者会对自己的病以及身体中发生什么有更多的了解。例如，38 岁的彼得患有艾滋病，他在日志中记录了梦到自己在旋转、下坠。后来他意识到，这个梦预示着他会发生感染。他在梦中看到自己被龙卷风刮起来，旋转着，落入风的漩涡中。彼得根据我的要求，在两次治疗之间记录梦中的意象，他发现，这对监控他的健康状况很有帮助。

描绘身体症状会给人以控制感，而不会让人觉得自己是疾病的牺牲品。一个预测健康与康复的重要方面就是能够感觉到控制力。用日志探索并且表达对疾病、治疗或症状的感受虽然不会使人恢复全部的精力、自主性或健康，但经常记日志能让人获得内在的力量感和掌控感。

最后，在完成每一篇日志时，思考以下问题：

◎ 如果你可以和自己画的图交谈，它会对你说什么？

◎ 如果你有一些症状，比如疼痛、发烧或其他不适，你对症状的感受是怎样的？你用什么颜色、线条、形状或主题来描绘它们？

◎ 这些症状或疾病的哪些方面特别困扰你？你喜欢症状或疾病的哪些方面？

◎ 用什么颜色、线条、形状或内容能让你更好地表现症状或疾病？添加这些
元素。

　　人们在危机中创作的艺术作品会非常有冲击力、有启示性甚至是神秘的。从
别人那里获得情感支持非常重要，无论这种支持来自治疗师、医护人员还是支持
团体。我们在第 9 章中会介绍支持团体如何帮助个体探索艺术创作和创造性过程
的疗愈力量。

第 9 章

艺术治疗团体：一起画

艺术创作在传统上是一种独自进行的活动。提到艺术创作，你通常会想到一个人在工作室里工作，而工作室就像一个与世隔绝的地方。由于艺术创作是一种个人的、自我沉浸式的活动，因此，人们很自然地会认为应该独自进行创作。

在人类历史的早期，艺术作品可能是一群人的劳动成果。在治疗仪式中，通常会出现一群提供支持的个体，这个仪式中也会包含图像。例如，纳瓦霍人为了治疗会创作精细的沙画，他们的家人和朋友会参加这个活动。为了纪念或结束死亡或值得纪念的经历，一群人往往会使用视觉图像或物品。在电影《辛德勒的名单》(*Schindler's List*) 的结尾，幸存者及其后代列队走过墓地，每个人都在坟墓上放一块石头。艾滋病纪念被单就是另一个很好的例子，表现了人们如何用艺术创作表达悲痛和丧失感，为他们所爱的人创造视觉遗产。

艺术治疗常常以团体的形式实施，很多有艺术治疗项目或艺术医学项目的医院会为患者提供艺术创作的机会。诊所、社区机构和收容所也会为各种人提供团体艺术治疗，这些人包括创伤幸存者、酗酒者、药物依赖者、重病患者或致命疾病（比如癌症或艾滋病）患者。很多项目由艺术治疗师、心理学家、社会工作者或咨询师负责，还有些项目由住院艺术家负责，他们为病人开设了艺术工作室。

在精神病院里，大多数艺术治疗都是团体形式的。人们经常在群体中独自进行自发的或非指定性的创作，或者在治疗师的指导下围绕一个主题进行创作。

艺术治疗团体的治疗潜能

独自进行艺术创作会带给人满足感，有治疗作用，但在团体中创作还有一些特殊的性质。精神病医生欧文·亚隆（Irving Yalom）因团体治疗而广受尊重，他认为在团体中会发现一些治疗因素，以下就是其中的一些因素。

◎ **灌输希望**。团体艺术治疗会让你成为支持性群体的一部分。团体的支持和分享会灌输希望，尤其是当团体成员分享克服或解决问题的经历时，或者当他们谈到如何从创伤、丧失、疾病、家庭冲突或成瘾中恢复过来的经历时。

◎ **互动**。团体艺术治疗能提供社交互动的机会。更重要的是，它们能提供与健康幸福相关的社会支持。团体项目和／或分享治疗中创作的艺术作品能让团体成员彼此进行交流。

◎ **普遍性**。参加团体艺术治疗的人会看到其他人也有类似的问题、担忧和恐惧，人们的经历多数都是相似的，差异很小。人们的经历具有普遍性，导致其创作的图像可能也具有共同的意义，但表达方式会非常个人化、非常独特。团体艺术治疗的一个重要功能就是分享共同的象征和／或经历，通过交流共同的担忧减少孤立感。

◎ **宣泄**。就像个体艺术治疗一样，团体治疗特别有助于宣泄和表达令人痛苦的情感或经历。据称，人们在支持团体中宣泄有助于其克服不幸或创伤性事件带来的伤害，还有助于其分享焦虑、恐惧、抑郁和其他情感。

◎ **利他**。团体治疗强调彼此帮助，共渡难关。对于给予帮助和接受帮助的人来说，利他都是一种治疗因素。团体艺术治疗的活动会让成员以积极、有益的方式进行互动，鼓励成员之间互相支持。

这些治疗特点适用于大多数艺术治疗团体，治疗师可以通过艺术体验来运用任何或者所有这些治疗潜能。

虽然艺术治疗团体有很多类型，但基本上可以归纳为两类：艺术心理治疗团体和艺术工作室（或开放的工作室团体）。很多治疗团体都使用了两种方式的综合，这取决于团体成员的需求、活动目的和团体的背景或环境。

艺术心理治疗团体

艺术心理治疗团体的目的是帮助人们表达情感、问题或冲突，获得洞见，或者应对痛苦的情感或经历。艺术心理治疗团体出现于 20 世纪 60 年代，大约在同一时期，"交心"治疗小组和其他类型的团体变得很受欢迎，它们强调在个体在群体中的艺术创作体验，或者更多地关注群体动态、群体成员之间的互动交流。

在艺术心理治疗团体中，治疗师会采取主动，决定主题和指令，设计具有特定目标的团体艺术活动，这些都基于治疗师对参与者的观察或者参与者自己认为重要的事情。例如，治疗师会让团体成员说一说自己想探索的问题或主题。在我对乳腺癌支持团体的治疗中，参与者想探索和交流有关癌症的治疗经验，以及治疗对自己身体的影响。带着这样的目的，我们创建了为期 8 周的艺术治疗支持团体，每周与参与者见一次面，进行我和这些女性设计的艺术活动。每周，我们会挑选一个创作和讨论的主题，这些主题包括保持健康（创作健康的象征）、医院生活（创作描绘住院经历的团体壁画）和患癌症后的身体意象（用和实物一样大的身体图像探索患者进行乳房切除术后的想法和感受）。使用艺术治疗团体的主题为艺术创作提供了参与重点和相关构架，有助于团队更快地凝聚起来。

艺术心理治疗团体通常是由特定的人群组成的，比如孩子患重病的父母、戒酒的人、遭配偶殴打的女性、受虐待的孩子以及有行为问题的青少年等。有些艺术心理治疗团体也发挥着支持团体的作用，比如为艾滋病患者、丧亲者、酗酒者的孩子或乳腺癌幸存者建立的艺术心理治疗团体。

有些艺术心理治疗团体强调通过分享艺术作品进行成员之间的互动。这类团体专注于从事艺术创作时成员的行为和对彼此的反应，鼓励成员对彼此的分享和作品做出回应。采用这种方式的艺术治疗师会帮助群体成员发现自己被扭曲的认知、有关人际关系的想法和行为、与其他个体的互动模式等，本章稍后要介绍的家庭艺术治疗也将很多相同的原则用于互动艺术心理治疗。

艺术心理治疗团体的治疗时间有限，比如定期治疗几次、只集中治疗一整天或者有时只让成员接受一两次治疗。在医院里，团体成员会经常见面，但因为病人来了又去，所以参加者可能经常会变。团体会面的时间从一个小时到三个小时不等，这取决于团队的背景、目标和参加者。

大多数艺术心理治疗团体都遵循类似的模式，其中包括开场讨论、体验的过程、体验后的讨论。在治疗的第一部分，治疗师会介绍主题或团体的活动。在有些团体中，参加者在治疗师的帮助下用这段时间形成指令或主题。在非指定性团体中，参加者会从事持续的项目，比如绘画、混合媒介创作或建造等。

在治疗的中途，参加者根据主题或指令（比如"把自己画成一种动物"或"创作健康的象征"）创作图像。在一些情况下，治疗师会设计活动，让团体一起创作同一件作品，而不是各自创作自己的作品。例如，治疗师给一群青少年一个画在纸上的大圆，设想如果这是世界的话，他们想把什么放入这个圆。在治疗师的指导下，这群孩子进行合作，挑选图像或绘制和主题相关的图画。

在进行艺术活动之后，治疗团体通常会进行集体讨论。每个参加者会用几分钟时间说说自己在治疗期间创作的图像，或者分享自己对团体治疗的印象。如果团体治疗有特定的主题，参与者可以讨论自己与主题相关的作品。

对治疗师和参与者来说，合作创作一幅类似大型绘画或壁画的艺术作品有助于他们了解和探索集体动态，这种分组很自然地创造出让成员进行沟通、互动、协商和其他形式的交流机会。治疗师可以有选择地说明一些发生在活动期间的集体动态，比如谁担任了领导的角色、谁引导了活动、团队的合作情况如何。参与者可以表达他们一起创作艺术作品有什么感受，或者讨论已完成作品的内容。

儿童性虐待幸存者的艺术心理治疗团体

儿童性虐待幸存者常常会与创伤造成的影响抗争多年，甚至直至他们成年。他们会出现情绪障碍（包括抑郁、创伤后应激障碍）以及各种反应（比如焦虑、恐惧、噩梦或无助）。很多性虐待幸存者不记得自己被虐待，而将这些记忆压抑起来。我们在前面的章节中谈到卡拉在童年时受过性虐待，但她不记得被虐待的细节，直到成年，她开始反复出现关于那段经历的侵入性梦境和记忆。于是，她把自己童年受虐待的记忆画了出来。

这个性虐待幸存者团体由 32 岁到 54 岁的女性组成，她们都因为童年时未解决的性虐待经历而出现了焦虑、抑郁及其他情绪障碍。团体治疗持续了 8 周，每次 90 分钟，在社区的心理健康中心进行。童年时遭受过性虐待的女性以及来中心咨询的人被问到是否愿意参加团体艺术治疗（除了常规的咨询之外），以探索他们的情感和性虐待经历。团体成员之前都没有参加过艺术治疗，但他们愿意成为支持团体中的成员，在团体中和有类似经历的其他女性讨论有关童年受虐待的问题。

很多艺术治疗团体的治疗活动并不是每周都进行，因为每周的治疗主题是由参加者的需求和团体的背景所决定的。在设计这些主题时，心理健康机构还会考虑整体的目标。治疗主题包括通过色彩和形状表达情感、画原生家庭图（一个人出生和成长的家庭）、创造安全之所、探索对作恶者的情感等。团体治疗的时间有限，团体中的女性对艺术创作和使用简单的材料几乎都没什么经验，比如使用马克笔、拼贴材料、油画棒（见图 9-1）。

虽然我们不可能全面地描述这个艺术心理治疗团体每周的进展，但一些女性的评论证明了团体艺术治疗的重要性和价值。一开始，成员们很难进行分享，但艺术创作让大多数成员变得愿意分享了。几位女性说艺术创作对她们很有帮助，她们在很小的时候被告诫不许谈论自己被虐待的经历，而艺术创作是一种人们在童年期很

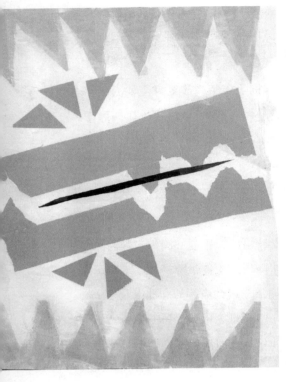

🎧 图 9-1 童年性虐待幸存者做的
拼贴画《愤怒》

自然的沟通方式，它可以安全地表达出人们
被隐藏了多年的经历。一些女性觉得艺术活
动让她们找回童年时积极的方面，比如玩、
尝试、在支持性的环境里进行创作。这些方
面被她们遗失或遗忘了，而被早年背叛和不
信任的记忆、未解决的问题所取代。

玩和创造使团体成员之间形成了友谊。
在活动中，鼓励团队成员进行合作，这让
很多成员都变得亲密起来。对很多因为创
伤记忆而疏远家人、朋友的女性来说，让
其减少孤立感很重要。

团队中有两种治疗因素：有类似经历的
其他人的支持，用来表达创伤和情感的艺术
作品。在团体治疗结束时，成员们觉得与自
己有类似经历的人分享画作能消除她们的孤
立感，艺术作品让她们能够表达难以言说或
描述的记忆和情感，尤其是对虐待者的情感。

团体艺术治疗中的常用技术

团体治疗的很多技术都是为了鼓励成员之间的交流，也使治疗师能够激发和观
察成员之间的互动。比较常用的团体艺术治疗活动有绘画、拼贴画和两人组合绘画。

团体绘画或拼贴画

治疗师会让团体成员创作有特定主题的图像，或者让其自己选择创作的主题。

例如，治疗师会让团体成员联合创作一幅壁画，参加者会把自己画成一种自己最
喜欢的动物，或者集体创作一幅描绘"完美的世界"的拼贴画（见图 9-2）。艺术
创作的过程具有催化团体互动的作用，我之后会讨论有关艺术作品以及参加者对
集体动态关系的观察。

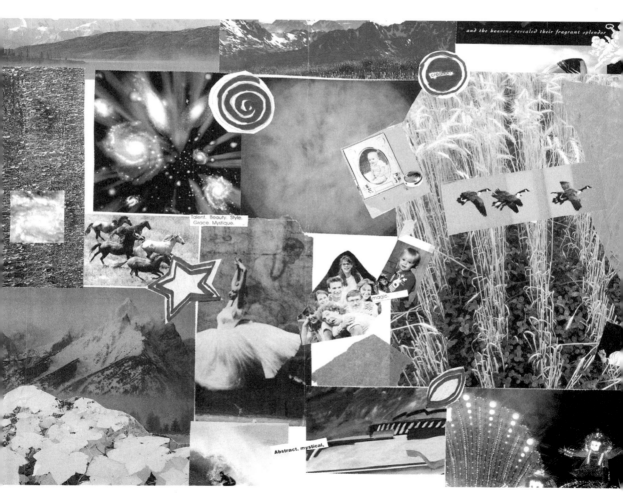

● 图 9-2 集体拼贴画《完美的世界》

两人组合绘画

两人组合绘画就是两个人一起在相同的画面里创作。在儿童治疗中，有时，我会和一个孩子在同一张纸上画画；或者我让妈妈和孩子一起画，而我观察他们的互动。有时，我会让两个人在同一张纸上画画，但是不让他们彼此交谈，这会促使他们在纸上进行非言语的"对话"。两人组合绘画完成后，治疗师让参与者谈一谈自己在活动期间的想法和感受。除了画画，两人还可以一起做雕塑、做拼贴画或建造东西。

家庭艺术治疗

家庭艺术治疗是一种在父母、夫妻和孩子中很受欢迎的治疗形式。这是不是让你有点吃惊？家庭艺术治疗源自艺术治疗和家庭治疗。家庭在本质上是一个团体，因此家庭艺术治疗和其他艺术心理治疗团体具有很多相似性。家庭艺术治疗始于20世纪六七十年代，当时的艺术治疗师汉娜·亚夏·克维亚特科夫斯卡（Hanna Yaxa Kwiatkowska）用一些艺术活动来评估家庭互动，找出家庭成员之间共同的主题。她在国家心理健康研究所开展的家庭治疗推动了家庭艺术治疗技术的发展，与此同时，家庭治疗成为美国很流行的一种治疗方法。

家庭艺术治疗有助于人们探索以下这些方面：家庭成员之间的互动风格；原生家庭的问题；过去的家庭历史；目前的家庭问题；单独的家庭成员。艺术治疗为家庭成员提供了新的沟通和表达体验，让治疗师有机会观察家庭成员之间是如何互动、如何解决问题的。在面对新情景时（一起画画），家庭成员会表现出他们通常应对新体验的方式，表现出他们为了解决问题或做决定而进行互动的方式。他们绘画的内容和对画的叙述可以让治疗师洞察每个家庭成员的感受，以及家庭作为一个整体，家人之间是如何互动的。

家庭艺术治疗可以被用于各种情景。一般来说，家庭会为了帮助某个家庭成员而接受治疗，这个家庭成员通常被称为代罪羔羊。虽然代罪羔羊被认为身处痛苦之中，或者给整个家庭制造了问题，但通常全家人都很受困扰。例如，家里有残疾的家庭成员、身患不治之症的孩子、酗酒的父母或问题青少年。艺术治疗会被用来了解家庭成员对代罪羔羊有怎样的看法，每个成员如何看待这个问题，每个成员对解决方法有怎样的设想。

与家人一起使用艺术治疗的好处是这种方法能为所有家庭成员提供适当的表达和沟通手段。例如，儿童可能对传统的言语性治疗或咨询感到畏惧或不感兴趣，而艺术表达则提供了适合他们发展阶段的参与手段，因为艺术创作是儿童使用的一种自然的表达方式。在下面这个有关家庭成员如何面对家庭暴力并恢复过来的例子中，弟弟和姐姐能够通过艺术创作有效地表达自己对家庭暴力的感受，并参与到为帮助他们战胜创伤和丧失感而设计的活动中。

家庭艺术治疗师的作用

诺拉是一位年轻的母亲，她有一个 9 岁的女儿和一个 5 岁的儿子。她结束了 10 年的婚姻，来到当地的心理健康中心接受门诊治疗。她的丈夫经常虐待她，最近，她因为拒绝流产和丈夫发生了暴力性的争执，最后警察救了她。她的丈夫打她，掐她的脖子，踢他们的孩子，不让他们过来帮助妈妈。他们的儿子想用玩具剑保护妈妈，女儿拨打了 911。在暴力事件发生后，诺拉请求心理健康中心帮助她和她的孩子们。

艺术治疗师兼婚姻家庭治疗师雪莉·赖利（Shirley Riley）运用艺术表达帮助这个家庭应对离婚带来的创伤和悲痛。孩子的父亲拒绝参加治疗，他和孩子的接触受到限制，只能短暂地会面。治疗持续了几个月，治疗的内容包括解决离婚造成的家庭损失、应对自己所经历的暴力、重新设定自己离婚后的家庭角色等。家庭艺术治疗的目的包括增加诺拉和孩子们的交流，帮助他们适应失去丈夫和父亲的痛苦。

经过几个月的治疗之后，治疗师让他们选择一个最喜欢的童话故事，然后把它创作出来。诺拉和孩子们选择了《小红帽》这个故事，他们用黏土和彩色美术纸制作了小红帽在森林里的场景，做出了位于中心位置的小红帽、站在家门前的祖母、狗窝里的狼、勇敢地保护祖母的樵夫。诺拉说自己对小红帽有认同感，"明知森林是危险的，还傻乎乎地走进去"。女儿做出了祖母和狼，儿子做出了樵夫。在故事中，樵夫救了祖母，杀死了狼，就像这个男孩拿着玩具剑勇敢地冲过去，要把妈妈从危险中救出来一样。

这项任务让每个家庭成员隐喻地重演了自己在最初的暴力事件中扮演的角色。他们还可以根据自己的需要改编这个童年故事，安全地探索这个暴力故事的新结尾。治疗师可以通过小红帽的故事建议他们做出改变，使用童话故事是没有威胁的、间接探查创伤的方法。运用简单的材料，诺拉和孩子们可以操纵、重新安排故事里的人物，通过艺术创作将它们与故事、情感联系起来。通过狼这个角色，他们可以安全地面对施虐者（父亲）。在这种情况下，他们不会希望父亲参与治疗，因为这会引起他们的恐惧，破坏法庭给他设置的限制。然而，通过艺术创作，他可以成为治疗的一部分。

在接下来的治疗中，赖利让诺拉和她的孩子们创作一个"好男人"的形象，目的是帮助他们了解自己对男人的一般性看法。治疗师在 6 英尺的大纸上画了一个人的轮廓，让诺拉把她和孩子们挑选的拼贴画图像贴到人形上。治疗师还鼓励诺拉和孩子们在人形上写上一些描述，并负责把最年幼的孩子的话写下来。通过这个练习，他们幻想中的新伴侣和新爸爸就跃然纸上了。

这家人在人形轮廓里填充了健康积极的图像，包括一家人开心玩耍和休闲的图片。除了找到构成理想伴侣和爸爸的特点之外，这个练习还让治疗师可以观察妈妈和孩子如何一起做决定、如何分享各自的想法。诺拉帮助孩子们挑选图片，对他们的选择很宽容，同时保持着负责的成年人的角色，兼顾自己的需求。

他们还可以讨论想要摒弃什么行为和特点，因为这些行为和特点导致之前家庭中的不幸福。这方面对治疗师了解这个家庭尤其重要，因为这表明他们创造了一个与之前那个暴力的男人非常不同的男人。

在最后一次治疗中，治疗师让每个人画一年后、10 年后以及更远的未来的生活。诺拉和她的孩子们已经解决了创伤和丧失感造成的问题，现在他们做好继续前进、规划未来、在新家庭中建立起身份的准备了。诺拉的画表现了自己的未来目标，包括期待新的家庭生活、不会停留在过去等。在治疗的这个阶段创作表现未来的画能够帮助这个家庭的成员从不同的视角了解自己，这强化了他们对自我和未来的积极感（见图 9-3 和图 9-4）。

在这种情况下，家庭艺术治疗显然是一个长期的过程，创作一幅拼贴画或绘画并不能马上解决问题。对诺拉和她的孩子们来说，艺术创作让他们达成了几个重要的目标，这些目标很难通过语言的方式达成。治疗师通过使用需要团队成员参与的任务，观察他们如何沟通、如何分享观点、如何做计划、如何从事艺术活动，轻易地了解了家庭的互动方式。最后，治疗师运用隐喻和视觉图像这样间接的表达方式，减轻他们谈论自己创伤性经历的压力。

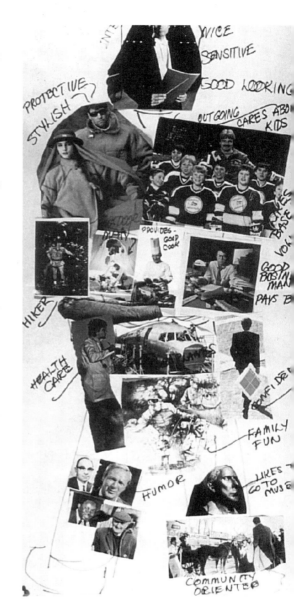

🎧 图 9-3　诺拉和她的孩子们一起做的拼贴画《理想的伴侣 / 父亲》

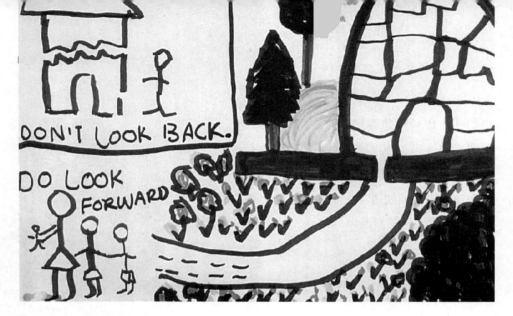

家庭艺术治疗技术

在大多数情况下，家庭艺术治疗师根据家庭的需求和治疗目的设计艺术任务。在上面描述的案例中，赖利设计艺术任务，帮助诺拉和孩子们探索有关家庭暴力的问题，探索创伤、丧失感，设想离婚后的家庭。治疗师可以使用一些常用的家庭艺术治疗技术，用其评估家庭成员之间的沟通，帮助他们解决问题或鼓励他们的创造性思维。

非言语的团队艺术任务

在海伦·兰德嘉腾（Helen Landgarten）所说的非言语的团队艺术任务中，治疗师让家庭成员在家庭中选择一个合作伙伴，一起在同一张纸上创作。例如，一个四口之家（父母和两个儿子），妈妈和大儿子一组，爸爸和小儿子一组。治疗师要求每组人在创作期间不能交谈，不能彼此示意。画完之后，合作伙伴通过交流为他们的画想出一个题目。

家庭绘画或拼贴画

治疗师给家庭成员提供一大张纸，他们可以在上面画画或做拼贴画。在完成任务期间，治疗师可能要求家庭成员之间不要交谈或可以交谈；治疗师还会给出主题，比如"画你们一起在一个岛上生活"，或者让这个家庭自行决定创作的主题。在他们绘画或做拼贴画时，治疗师会提供指导，通常还会在他们完成创作之后，询问他们的感受。基于艺术活动的背景和目的，治疗师会强调理解作品的内容和意义、创作过程的意义以及家庭成员之间的动态关系。

家谱图

家庭治疗通常解决的是家庭成员之间的互动和感情问题。家庭治疗师会向个体和家庭了解家庭的历史，包括谁住在家里、家庭成员之间的关系等。家谱图会记录最近三代人的信息，能够形象地描绘家庭模式，帮助家庭和治疗师了解配偶、父母和孩子之间的问题根源。

传统的家谱图用简单的形状来表示家庭成员：圆形代表女性，方形代表男性。简单的线条被用来表示配偶和后代之间的关系。家庭艺术治疗师会帮助个体或家庭画出传统的家谱图，也会鼓励他们用绘画或拼贴的方式做出富有创意的家谱图（见图 9-5）。例如，个体可以挑选用来代表家庭成员和关系的色彩及符号，目的不只是构建描述家庭成员和动态关系的家谱，还包括用材料创作出代表父母、兄弟姐妹和亲戚的符号，这会揭示出潜意识的想法。

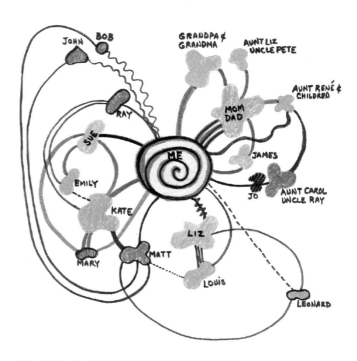

图 9-5 "富有创意的"家谱图的例子

艺术工作室或开放的工作室团体

相对于艺术心理治疗团体或家庭艺术治疗，艺术工作室或开放的工作室团体提供的是多少有些不同的艺术治疗体验。去艺术工作室的人通常被认为是艺术家——用艺术创作进行自我表达、探索和疗愈的艺术家，而不是病人。

艺术治疗起源于医院。20世纪四五十年代，治疗性的艺术工作室为住院病人提供艺术治疗。这些艺术治疗团体看起来很像艺术学校的工作室或成人教育辅导班，大多数治疗师曾经在工作室教过课程。参加这些工作室的病人经常可以自由来去（所以被称为开放的工作室），当治疗师在的时候，病人才可以去治疗工作室进行创作。

本书前面提到的梅宁格诊所就是最早为病人提供艺术工作室的机构之一，它把艺术治疗作为治疗计划的一部分。在这家诊所，艺术创作被认为是治疗中很重要的一部分。病人参加工作室的艺术活动，鼓励他们画画、做雕塑和手工，这些都是康复计划的一部分。艺术创作被认为具有宣泄作用，有助于病人表达内在的冲突，获得康复所必需的洞见。

有些艺术治疗师认为最重要的是艺术本身，艺术创作是一个不需要语言来表达、发现、认识和获得洞见的过程。艺术治疗涉及非言语的沟通，因此不太强调传统的谈话治疗，而更多地强调发现和形成意义的艺术过程。

虽然美国有很多基于工作室的艺术治疗项目，但几个著名的项目会让你清楚地认识到，为什么艺术工作室或开放的工作室团体具有治疗作用。

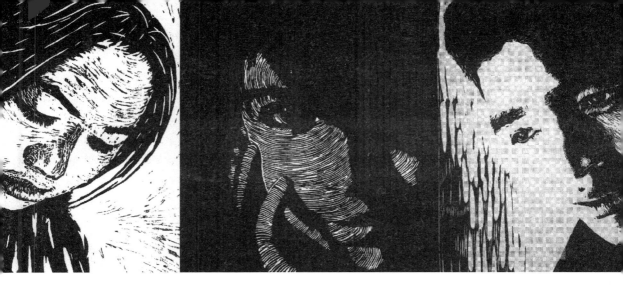

🎧 图 9-6　由马萨诸塞州林恩市原生艺术中心项目的参与者创作的版画

原生艺术中心

正如我在第 2 章中探讨的，马萨诸塞州林恩市有一个独特的艺术治疗项目。这个项目针对处于风险中的儿童、青少年和家庭，以工作室的方式进行艺术治疗，为市中心的年轻人提供用各种媒介进行艺术创作的机会，比如绘画、版画、拼贴画（如图 2-4 和图 9-6 所示）、雕塑和电影制作。原生艺术中心的艺术治疗师不仅帮助个体表达自我，而且把视觉艺术作为将人们聚集在一起的方法，促进人们对街头暴力事件、物质滥用和贫困的了解。一位原生艺术中心的年轻艺术家是这样总结这个项目以及体验的："当我走出电梯，走进原生艺术中心时，我很感恩有这样一个让我开心的地方。我可以分享自己的感受，并觉得自己是被接纳的。"

原生艺术中心对年轻的艺术家们产生了深远的影响。很多最初参加艺术项目的年轻人最终成为其他少年和儿童的导师，分享他们对创意表达的热情，以此作为积极改变生活的方式。对很多孩子来说，这个项目替代了拉帮结派。大多数年轻的导师没有辍学，有 80% 的人申请继续在大学学习。

艺术治疗中心

从 1967 年开始，俄亥俄州克利夫兰的艺术治疗中心就为病人和残疾人提供医院内部的艺术治疗工作室，它是美国最古老的这类项目之一。这个项目为患有神经疾病、抑郁症、自闭症、脑损伤或脊髓受损的人提供了独特而新颖的艺术治疗工作室。这个工作室建在社区里，强调以艺术创作为中心的治疗方法，为病人提供开放的工作室，鼓励人们在工作室开放时顺便到访，欢迎病人的家人、朋友一起参加，也欢迎病人积极参加。虽然这类团体工作室的主要目的是帮助个体获得洞见，但如果病人需要或想要提高创作水平，工作室也会教授艺术技能。工作室常常用艺术治疗师的示范、图片、幻灯片和其他素材来激发人们的兴趣。本书前面提到的轮椅艺术——奔向健康就是这个中心众多特色项目中的一个。

艺术治疗师兼创始人玛丽·麦格劳（Mary McGraw）说，艺术工作室是艺术治疗中心的一部分，它强调每个人在创作过程中的独特性。艺术治疗专注于团体内部的两方面。一方面，艺术治疗专注于鼓励尝试或学习新信息、培养动作或认知能力的创作体验，或者通过艺术创作提升创造性思维。病人可以获得创作材料和用具，并且鼓励他们独立地选择媒介和内容。另一方面，艺术治疗专注于表达性的艺术体验，鼓励讨论感受，推动社交、沟通和与他人的互动。例如，在团体艺术治疗结束时，参加者会分享自己对艺术活动的感受，反思彼此的作品，在治疗师的引导下进行互动和社交。

我曾作为门诊病人参加过艺术工作室的治疗，这是一个成年人的小团体治疗，我每周与治疗师见一次面。这个团体专注于艺术史的主题，每周的主题就是艺术史中的某个阶段。我参加的那次治疗讨论的是埃及艺术，艺术治疗师分享了那个时期的一些绘画、雕塑、墙面浮雕和建筑的例子。在简短的讲座和讨论之后，治疗师让我们创作一个类似古埃及法老用的丧葬面具（见图 9-7）。艺术工作室里有绘画和拼贴画所用的材料，我们可以选择任何材料来制作面具的图案。我们每个人创作了一个多小时，然后将创作的面具挂在墙上展示，并进行团体的反馈和讨论。在艺术治疗师的指导下，我们每个人都描述了自己的作品，并对创作的过程进行了反思。

艺术工作室的治疗团体有很多不同的主题和目标。我参加的门诊病人团体有几个目标。第一，这是一种心理教育。也就是说，它不仅具有治疗作用，而且能让参加者学到一些艺术史的知识，还能学到如何使用艺术材料的知识。第二，开放的工作室氛围鼓励人们自我表达和发挥创造力。在艺术治疗师的帮助下，团体成员选择了想要使用的材料、结构和元素。第三，在治疗期间及治疗结束后的讨论中，治疗师鼓励成员之间的互动。每个人都有机会分享自己的作品，并对其他人的作品做出反馈。

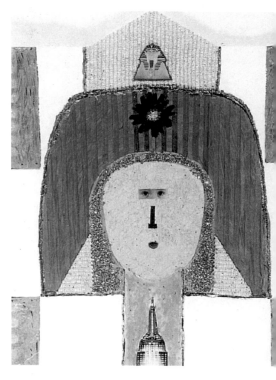

🎧　图 9-7　作者在克利夫兰大都会医院的艺术工作室做的埃及面具

艺术工作室强调了工作室艺术治疗团体的一些要素。与其他人一起在工作室里进行创作是一种合作。即使你正在创作自己的作品，也不可能不与其他人及其艺术表达发生互动。来自其他艺术家的支持是艺术工作室和其他艺术治疗中心的核心要素，这肯定了团队协作和创造的疗愈潜力，让人们的身体和情绪发生积极的改变。

开放的工作室项目

一个位于伊利诺伊州埃文斯顿的开放的工作室项目（OSP）于 1991 年在芝加哥创立，目的是创作艺术作品，服务于他人。它的宗旨是尊重个体的创造力，相信人们通过创造能够发现个人意义、提高身体素质，并且提升幸福感。OSP 最初的创始人是艺术治疗师帕特·艾伦、黛博拉·加迪尔（Deborah Gadiel）和戴娜·布洛克（Dayna Block），他们相信艺术创作能够超越年龄、阶级、性别和背景的差异。在 OSP，艺术治疗师以身示范，和参加者一起创作艺术作品。

各行各业的人都来到 OSP 参加为期一周的密集创作工作坊。医院的病人和社区机构都可以使用开放的工作室，企业把 OSP 作为员工保持健康和幸福感的地方。师友计划使 OSP 的参与者可以在较长的时间里使用艺术创作获得个人的成长。人们还可以每周去一次工作室，进行艺术创作。

在像 OSP 这样的项目计划中，人们有机会分享自己的作品，让别人看到自己的作品，探索艺术表达如何对健康与幸福有益。我在允许顺便造访的时间里参加过 OSP 最初创建的一个工作坊，我在那里可以使用各种各样的材料，有很多和其他艺术家互动的机会，也可以进行自己的创作。像 OSP 这样的项目计划强调的是：艺术创作本身就是治疗的过程，而在工作室里和艺术家们一起创作对这个过程非常有益。

创意成长艺术中心

一家位于美国加利福尼亚奥克兰的创意成长艺术中心由艺术家兼艺术治疗师艾琳·沃德·布莱顿（Irene Ward Brydon）运营了 20 多年，这是一家非营利性的视觉艺术组织，主要为残疾人提供艺术创作工作室。任何在身体、心理或情感上存在缺陷且对艺术感兴趣的成年人都可以参与这个项目。它不是治疗中心，但可以通过视觉艺术提供令人充实的创作环境，使参加者在很多方面受益。

在创意成长艺术中心，参与者被称为艺术家，而不是来访者或病人。参与者不需要有艺术天赋，在来中心之前也不需要参加过艺术方面的课程或从事过艺术创作。工作室每周会提供 60 多节课程，参加者可以进行绘画、做雕塑、做陶艺、做版画及其他艺术创作活动。这里会为身体残疾的艺术家提供特殊的工具和设备，为特别有天赋、可能部分或全部靠艺术创作为生的人提供特殊的艺术工作室。

创意成长艺术中心里有一个展示参与者作品的画廊。它是美国第一个这种类型的工作室，主要使命是展示残疾人的艺术作品。一些创意成长艺术中心的参与者成为著名的艺术家。其中一位就是德怀特·麦金托什（Dwight Mackintosh），他的作品受到了国际关注。麦金托什被称为"被时间遗忘的男孩"，他在收容所里生活了 56 年，72 岁时被弟弟厄尔带到了创意成长艺术中心。在中心里，他创作了很多风格独特的画作，其画中的曲线类似密码或精细绘制的涂鸦。他的画中经常包含人、汽车（通常是公共汽车）、建筑，或许还有他多年在收容所里生活的记忆。他的作品具有视觉冲击力，反映了只能用图像表达的世界（见图 9-8）。

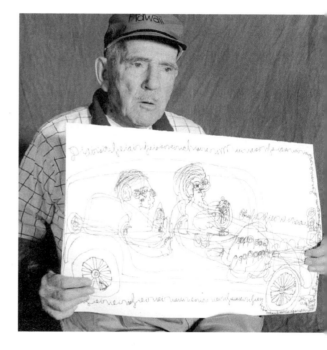

麦金托什和其他参加类似艺术计划的人证明，严重残疾者的创造力不一定受到了妨碍。根据传统的智力标准，麦金托什会被归为轻微智力迟钝，但他的作品表现出了不可否认的天赋和技巧。所有参加过艺术中心活动的人都认为，参与创意活动对自己的幸福感和健康有某种促进作用。像创意成长这类艺术中心证明，艺术创作可以挽救很多被认为没有希望的人。

🎧 图 9-8　加利福尼亚奥克兰创意成长艺术中心的艺术家德怀特·麦金托什和他的画

OFF 中心：创造社区和经济的发展

位于新墨西哥阿尔伯克基的 OFF 社区艺术项目中心是一项用艺术创作建设社区的公共项目，同时也为无家可归者增加了自信和希望，提高他们自给自足的能力。这个中心位于市区，有一个很大的工作室，任何人都可以在那里进行艺术创作，包括绘画、制作版画、混合绘画、雕塑和摄影（见图9-9）。

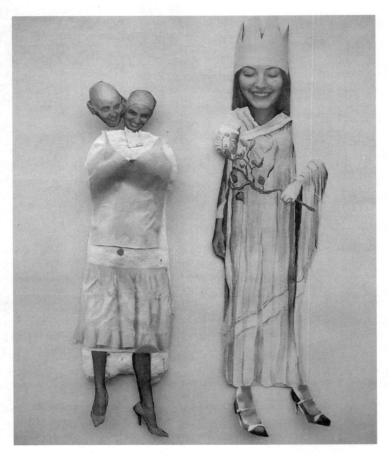

🎧 图9-9 玛丽莎·福斯特（Marisa Faust）做的纸娃娃

自从开业以来，OFF 中心每年会接待成百上千人。它有一个专门接待常客的区域，有些人会来工作室的商店购买艺术作品。OFF 中心赞助了一些画廊展、旅行展和合作展览，还为新兴的艺术家提供讨论他们创作过程和艺术作品的论坛。OFF 中心欢迎各个年龄段（尤其欢迎儿童）的人和家人一起参加专门为他们设计的艺术创作活动。

艺术治疗师兼艺术家贾妮斯·蒂姆-博特斯（Janis Timm-Bottos）经营着 OFF 中心。她认为，OFF 中心的项目目标之一是帮助人们重视和尊重多样性。由于 OFF 中心的参与者有各种各样的身份背景，因此工作室的环境自然会支持这一理念，在工作室里人人平等。蒂姆-博特斯的艺术治疗方式基于这样的想法：社区是推动改变和健康的作用者。通过互动和分享艺术创作，参与者的创造力得到了证明。

➲ 结语

不幸的是，我不可能通过一些练习就能让你在艺术治疗团体中获得创作的体验。为了了解在团体中创作是怎样的一种感受，无论是在艺术心理治疗团体还是在治疗性艺术工作室里，你都必须亲身体验。

体验团体艺术治疗的另一种方法是参加艺术密集治疗。艺术密集治疗可以让参加者在一天、一个周末和几天里集中体验艺术治疗，治疗的目的是帮助人们更多地了解艺术创作在创造性和治疗方面的力量。很多学院、大学和艺术中心都会开设艺术密集治疗课程。

在团体中或在工作室里进行艺术创作不同于独自创作。如果你想更深入地了解艺术创作的疗愈潜能，你应该花时间参加一个艺术治疗团体或开放的工作室计划。团体艺术心理治疗和治疗性艺术工作室都鼓励成员之间的互动，帮助你感受艺术活动的治疗价值和创造性价值。

第 10 章

分析并利用艺术作品画出意义

图像并不代表想象，而是需要想象才能知道图像代表什么。

保罗·科尼尔（Paolo Knill）、海伦·巴尔巴（Helen Barba）和

马戈·福克斯（Margo Fuchs）

《灵魂的吟唱》（*Minstrels of The Soul*）的作者

艺术治疗师发展了很多分析利用图像的方法。他们使用的一些方法和技术基于心理学，另外一些方法和技术则基于视觉艺术和表达性艺术（音乐、动作、戏剧和写作）。

谈话疗法

大多数艺术治疗师都认为，鼓励人们谈论自己的作品非常重要。与治疗师讨论作品的内容不仅有助于人们从中发现意义，而且谈话的过程本身就被认为具有治疗作用。通过谈话疗法，那些令人烦恼的感受、记忆和情感会减轻或消失。

谈话疗法大约出现在 100 多年前，曾经是言语类治疗方法的主流。19 世纪末，内科医生约瑟夫·布鲁尔（Joseph Breuer）被认为是最早在催眠中探索谈话疗法的人之一。他最著名的一个病例是，一个被称为安娜·欧（Anna O.）的年轻女性有各种情绪问题和身心失调症状。布鲁尔让安娜·欧在催眠状态下谈谈自己的早年经历和症状。他猜测，安娜通过聊聊自己的创伤，会逐渐开始恢复，并最终痊愈。

弗洛伊德对布鲁尔的治疗报告和成功的治疗很感兴趣。尽管弗洛伊德会对病人进行催眠，但他也发现不用催眠，只是让病人谈谈自己的感受和想法也能达到类似的效果。弗洛伊德和布鲁尔都认为，谈话疗法能让病人释放出被压抑的情感。

人们关于谈话疗法如何减轻创伤、促进情绪恢复有不同的意见。有些人认为，谈论令人痛苦的经历很有价值，因为这有利于宣泄，让人表达出冲突和感受；而有些人认为，谈话有助于人们洞察自己的问题，找到问题的根源和缓解的方法。甚至连弗洛伊德也最终得出了结论：为了通过谈话获得治疗效果，只宣泄是远远不够的。如今的大多数治疗师认为，人们一定要搞清楚创伤的前因后果。通过和治疗师讨论令人不安的经历和冲突，人们会认识到那些令人痛苦的情感的起源和后果，并因此能更好地处理它们。

人们对谈话疗法与艺术治疗的结合使用是如何发挥作用的依然存在争议，不同的治疗师对此有不同的解释。大多数治疗师赞同某些形式的谈话是重要且有益的。一些治疗师在实践和他们的艺术表达中整合了言语性疗法中常用的理论和方法。有些艺术治疗方法受到了弗洛伊德及其追随者的深刻影响，这类治疗的目的是通过交谈以及治疗师的评论来获得洞见。其他方法强调艺术治疗师的接纳、倾听和对来访者创造力的尊重，这些都被认为是谈论艺术表达时非常重要的方面。大多数治疗师相信人们通过和专业人士交谈，能够更好地发现他们作品中的意义，因为专业人士会引导他们的发现过程。

治疗联盟

像其他治疗形式一样，艺术治疗建立在治疗联盟的基础上。这个联盟包括治疗师与被治疗者之间的信任，以及双方对达成治疗目标的承诺。从弗洛伊德那个时代以来，治疗师们认为这种关系对帮助人们应对痛苦的情感和事件，获得积极改变并解决冲突至关重要。

艺术治疗呈现了多少有些独特的治疗联盟。之所以独特，原因有几点。在艺术治疗中，治疗师的角色会比较活跃，因为他们会教授一些艺术技能或演示如何使用材料。相对于言语性治疗，艺术治疗的身体活动会更多。此外，在艺术治疗中，个人表达不只是通过语言，还会通过艺术的形式来分享。换言之，艺术表达成为互动的一部分，人们不仅会和治疗师进行互动，还会和艺术创作的过程、艺术作品进行互动。

在任何类型的治疗中，治疗师和被治疗者之间的治疗适合性是治疗成功的关键。在艺术治疗中，治疗师对艺术创作的看法应该符合被治疗者的偏好。例如，有些治疗师更注重谈论艺术作品，而不是艺术创作。有些治疗师更注重艺术创作的过程，鼓励人们深入体验艺术材料和技法。很多治疗师在治疗中会综合各种方法，或者因人、目标和背景的不同而采取不同的方法。治疗联盟的成功取决于治疗师的工作方式是否符合被治疗者的需求和艺术创作的目标。

理论取向也是艺术治疗关系中的一部分，治疗师的训练和偏好决定了他们运用什么样的宗旨和技术。以下是艺术治疗师比较常用的一些方法，一般既包括谈话，也包括艺术创作。

自由联想与阐释

艺术治疗受到玛格丽特·南伯格的实践和观点的很大影响，我在这本书里提到过她在艺术治疗领域发展上发挥的作用。南伯格是美国最早进行精神分析的人之一。当弗洛伊德心理学很流行时，她开始做艺术治疗师，她提倡把潜意识变成意识的重要性。她把荣格的观点及其他理论融合到自己的理论中，弗洛伊德心理学对她作为艺术治疗师的实践具有重大影响。因此，南伯格强调通过艺术表达来释放潜意识，她模仿了心理分析的方法，尤其是自由联想。

就像很多艺术治疗师一样，南伯格认为艺术表达真正的意义不仅来自创作它们的人。她相信艺术创作具有投射性，也就是说，治疗师的任务是帮助人们自发地将意义赋予内容，从而找到创作的图像的意义。南伯格把艺术创作看作一种象征性的言语，是自由表达的起点，接下来是图像的言语联系。治疗师和病人合作，一起来理解图像，推断作品的内容和病人的生活有怎样的联系。

艺术创作中很重要的一部分是移情，即把病人未解决的情感、想法和观点投射到治疗师身上。移情指的是病人无意识地把治疗师当成了过去生活中的一个重要个体并做出相应的回应。病人在之前关系中的冲突（比如和父母的冲突）会开始浮现，或反映在病人的作品中。例如，病人会把治疗师当成某个权威人物或父母，通过艺术创作或言语表现出或表达出未解决的问题或未实现的愿望。病人对待治疗师的方式可能是消极的，就像对待严格的、缺乏爱的父母一样；也可能是积极的，病人会寻求治疗师的赞成和认可。病人也会把情感、想法、幻想和冲突转移或投射到艺术作品中。

治疗师利用病人的移情来了解他们的想法和行为，尤其是未解决的冲突或情感。治疗师会鼓励病人通过各种技术（比如自由联想和阐释）来探究他们的移情。本书前文提到的自由联想（也就是想到的任何事情），本质上是一种自发的表达。治疗师会让被治疗者围绕自己的作品自由地联系情感、幻想和看法。通过倾听被治疗者的自由联想，治疗师会发现隐藏的意义，识别出被治疗者的艺术表达中所表现的无意识内容。

在心理分析性的艺术治疗中，治疗师会通过澄清、提问或对质来帮助人们理解情绪问题、内在冲突或消极的行为。阐释也是治疗过程中重要的一部分。在艺术治疗中，治疗师会帮助个体将其作品与观点、情感或行为联系起来，其根本的目的是帮助个体洞察行为和情绪中潜藏的意义和关联。

积极想象

很多治疗师会采用荣格提出的一种方法来分析图像作品，这种方法叫积极想象。荣格通过自己的心理意象经验认识到，个体的思想必须进入这些心理意象，才能理解它们。他把积极想象简单地定义为"专心进行的一系列幻想"。荣格还把积极想象称为"向前做的梦"，即从梦或其他图像中出现的最初的意象自由联想到其他意象、想法和情感。这种技术可以结合绘画和其他艺术形象，帮助个体从艺术创作中生成故事。将积极想象与艺术治疗中的图像相结合也被称为图像对话，因为其采用的是创作的画，而不是梦，所以其可以被用来生成其他一系列图像。

对你的作品进行积极想象而产生的联想是自发的、不受约束的，其反映了生活经历、想法、环境的影响和普遍的象征。在通过积极想象探索你的作品时，你会发现个人的、文化的、普世的联系。荣格认为积极想象能够发掘出普世的神话和传统：集体无意识，并且能够揭示原型。这就是集体无意识的内容。

在进行积极想象时，治疗师会帮助个体深化其对集体无意识的要素的理解，尤其是其对人格面具、女性意向、男性意象和阴影的理解。人格面具在本质上是我们用来保护自己的面具或公众形象。女性意象和男性意象代表在两性身上都存在的女性特质和男性特质。荣格认为，为了整合和平衡自我中这些相对的部分，我们必须识别它们。阴影代表自我中的黑暗面：我们认为会遭到别人指责的想法、情感和行为。阴影一般和个体具有相同的性别，会以具有威胁性的、邪恶的或罪恶的形象出现，或者具有我们在日常生活中不喜欢的某人的特点。荣格认为每个人都存在阴影，而通过梦或艺术中的意象，我们可以表达并承认这个黑暗面。

积极想象的目的是帮助你通过比喻来探索自己，形成自发的个人叙述，促进理解、洞察和成长。这是一种非常有效的分析图像的方法，即使有治疗师的帮助，它也是一种需要时间来培养的技能。在分析自己的图像和帮助别人用积极想象来分析他们的艺术作品时，我发现，联想和故事似乎有阶段性。你需要之后重新联想到图像，继续这个过程。这说明充分理解图像需要花费时间，图像具有很多意义，如何阐释图像会受到个人、文化和普遍维度的影响。

格式塔技术

说起格式塔治疗，人们常常会想到弗里茨·波尔斯（Fritz Perls）。20 世纪 60 年代，他在加利福尼亚州伊沙兰学院（Esalen Institute）执业。格式塔治疗源自格式塔心理学，格式塔心理学产生于 1900 年—1909 年，强调理解人们的感知和学习方式。格式塔是一个德语词，意思是"形式、模式、结构或构造"。除了其他研究主题之外，格式塔心理学家研究我们天生会从部分中看到整体。例如，在看到近乎圆形的形状时，我们会看到完整的圆，在视觉上将它完整化。

格式塔治疗师的实践基于格式塔心理学的部分理论，并对它们进行改造，以适应治疗环境。格式塔这个词强调把人格理解为很多部分和由个人生活经历所组成的整体，换句话说就是全貌。

心理分析的治疗方法通常聚焦于探究过去对当下有什么影响，但格式塔治疗则对当下更感兴趣。治疗师帮助人们认识到当下的什么事件、感受或看法造成了问题出现。这个过程常常被称为解决未完成事件。格式塔的治疗方法强调个人的责任，个体被鼓励做出自己的解释。格式塔的方法不鼓励移情，而且避免治疗师与来访者形成个人关系。

艺术治疗师詹妮·赖恩（Janie Rhyne）因在艺术治疗中采用格式塔的方法而闻名，她将此称为"格式塔的艺术体验"。在治疗中使用格式塔方法的艺术治疗师会把艺术作品用作参考和讨论的催化剂。艺术作品中的元素会被看成一个整体，治疗师会运用其他技术（比如动作、戏剧表演或声音），来帮助个体发现意义。例如，治疗师鼓励个体创造动作、舞蹈或声音来表达艺术作品中的色彩、线条和形状。在团体中，个体会被要求指导他人扮演艺术作品中的元素。治疗师会说："把小组中的人当作你想使用的形状、色彩和线条，让他们用声音或动作表演出你的艺术表达。"这样做的目的是帮助人们更好地认识他们的感觉，运用它们提升自我意识。

由于格式塔性质的艺术治疗强调整体观，因此它们常被用来帮助人们更全面地了解自己在团队发挥着怎样的作用，通过团队活动使个体对自己有新的认识。治疗师既是团队的领导者，也是团队的组成部分。在格式塔艺术治疗团体中，个体可以通过艺术活动培养人际能力。例如，治疗师让团队绘制一幅画，描绘为了在一个岛上共同生存，他们需要什么。通过艺术体验后的活动和团体讨论，参与者能够学到新的沟通技能，学会如何与他人协商和互动，了解在团队中共处是什么感受。

最后，运用格式塔方法的治疗师让你从艺术表达谈起，而不是谈论你的艺术表达。例如，他们会让你看着自己的作品，与自己的作品产生认同感，通过"我是……"或"我觉得……"这样的短语来描述它。换言之，不要说你的画里有很多红色的圆形，而应该说"我是很多红色的圆形，我觉得拥挤、快乐、充满热情、好玩"。将你作品中的元素拟人化，用它们来描述你的感受和知觉。格式塔艺术治疗的重点在于发展和表达你认为图像所具有的意义，从你自己的视角、从当下做出解释。

以人为中心的方法

著名的人本主义心理学家卡尔·罗杰斯提出了以人为中心或以来访者为中心的咨询方式。罗杰斯认为治疗师应该是开放、共情、坦诚和充满关切的，应该通过治疗促进个体的成长。他相信从个体自己及其内在参考框架来进行理解是理解人的最佳方法。

娜塔莉·罗杰斯（Natalie Rogers）提出了在表达性艺术治疗中采取以人为中心的宗旨，这基于她的父亲卡尔的理论和方法。通过娜塔莉·罗杰斯所说的所有艺术之间的"创意联系"，这种治疗强调自我实现和通过自我表达发现自己的意义。她相信通过创意表达，人们将学会如何变得真实，充分发挥自己的潜力，认识到真正的人生目标。娜塔莉·罗杰斯的方法适用于所有艺术（美术、音乐、动作和戏剧），但艺术治疗师可以通过提供艺术体验来提升创造潜能与自我理解，运用以人为中心的方法。通过艺术创作获得个人成长和基于这样的理念的洞察，即创造过程具有疗愈作用，每个人天生都富有创造力。

以个人为中心的方式并没有特定的方法，关键在于治疗师的态度，他们能感同身受地理解、关心、尊重、接纳和反馈来访者，鼓励他们做出积极的选择和决定。在艺术治疗中会采取非指定的方式（自由地选择主题），鼓励人们用个人的创造力来探索自我。通过艺术来赋能是以人为本的治疗的核心，探索创造潜能被认为是个人蜕变的关键。

系统理论方法

我们在第 9 章中介绍的家庭艺术治疗是一种治疗个体、夫妻或家庭的方法。大多数家庭艺术治疗用系统理论来评估家庭内部的沟通模式。了解个体的最佳方式是评估整个家庭中的互动，同时也是系统理论的基本宗旨。在这种方法中，一个人的情绪问题会被看作家庭内部出现更大的问题的表现。例如，从系统理论来看，我们很容易理解那个因为家庭中的压力而患上胃溃疡的小女孩（见第 8 章）。从这个角度看，女孩的胃溃疡代表了家庭中弥漫的未被表达出来的痛苦，这是由整个系统中未得到解决的不幸引起的。从系统的视角进行治疗的治疗师会让全家参与艺术活动，增加他们之间的沟通，促进问题的解决，或者会让小女孩通过艺术表达来探索她对父母和兄弟姐妹的看法。

系统理论方法强调家庭成员之间的关系，因此艺术治疗师会使用各种识别和理解家庭动态的技术。治疗师会让来访者绘制家谱图（见第 9 章），了解这个人如何看待自己的原生家庭、家庭中存在怎样的互动模式等。治疗师还可能让家庭成员一起创作一幅拼贴画或者两人一组创作图画，从中发现他们的沟通模式和行为。艺术活动也会被用于帮助家庭成员创造性地解决问题，治疗师会设计一些专门用于改善家庭成员之间人际能力的活动。

咨询中的创造性艺术

　　很多艺术治疗师也是心理健康咨询师，一些心理健康咨询师、社会工作者、婚姻家庭治疗师、心理医生会在咨询中使用艺术治疗。治疗师常常会将创造性艺术和特定的咨询方法结合使用，以加强治疗效果，促使个体动起来，表达想法，练习动作，帮助来访者检视自己的看法。

　　专注于解决方法的咨询通常会结合视觉艺术。绘画、拼贴画或其他活动被用来帮助个体探索问题的解决方法，而不是寻找问题的原因。目标是设定对改变的预期，鼓励个体主动创造自身和生活中的改变。例如，专注于解决方法的咨询师会让抑郁的个体想象他们不抑郁的时候，把那时候的样子画出来。咨询师还会让他们想象某天早上醒来，症状消失了，他们的生活会是怎样的（如图 10-1 所示）。这种"奇迹问题"帮助来访者推测当问题被解决后，他们的生活会怎样。在这种情况下，创意表达是问题解决的催化剂。

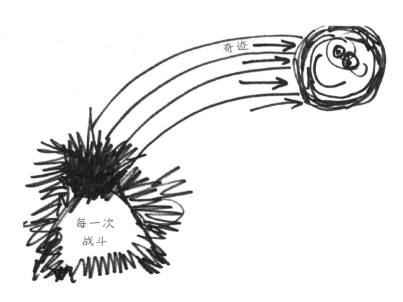

　　🎧　图 10-1　一幅表现"奇迹"的画

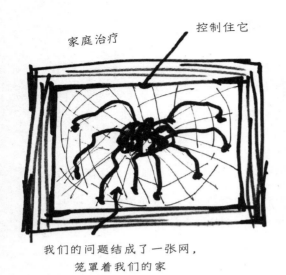

控制住它

家庭治疗

我们的问题结成了一张网，
笼罩着我们的家

🎧 图 10-2 描绘家庭问题和解决方法的画

叙事疗法也被用于创造性艺术与咨询。叙事疗法的目的是帮助来访者通过将问题和冲突具体化，与它们拉开距离，从而理解这些问题和冲突。在传统的叙事治疗中，个体通过讲述自己的故事来使问题具体化，并在咨询师的帮助下为他们的故事想出新的结局。在创造性艺术与咨询中，艺术表达成为一种具体化的形式，使问题变得有形。例如，在一次家庭治疗中，来访者描述自己家的主要问题是"笼罩着我们家的网"（见图10-2）。当被问及来访者想在这幅画上添加什么以改变这种状况时，她在网的周围加了个箱子，说家庭治疗有助于"控制它"。在这个例子中，来访者画出解决家庭问题的方法、和咨询师一起编出战胜自己情绪障碍的新故事，有助于其想象新的局面和结果。

大多数在咨询中使用创造性艺术的治疗证明了这样的观点，即咨询师和来访者是解决问题方面的伙伴与合作者。这些方法利用艺术表达的潜能，使内在的想法、感受和解决方法变得有形，使人们能将问题或冲突具体化，重新定义它们，讲述有关它们的新故事。

"第三只手"的方法

艺术治疗师伊迪丝·克拉玛（Edith Kramer）强调帮助人们实现艺术表达的重要性。她建议在艺术创作过程中进行干预，帮助人们改善他们的艺术表达，同时不歪曲图像或人们的本意。克拉玛称之为"使用艺术治疗师的第三只手"。这种方法强调艺术即治疗，艺术创作的过程被认为非常重要。

例如，治疗师开始先帮孩子画一个大体轮廓，然后由孩子来完成整幅画；或者帮助孩子加固黏土雕像的腿，避免雕像倒塌。在某些情况下，我会通过自己的艺术创作来培养与成人或儿童的关系。例如在治疗不愿说话的孩子时，我会给他画张像，引起他和我互动的兴趣。当他开始信任我，他会拿起蜡笔，和我一起画画。最后，他会自己画，自己选择材料和画的主题。

有时，人们会因为身体状况的限制，请求我在绘画上对其进行第三只手的干预。36 岁的布伦特患有癌症，化疗造成他的手非常不敏感、不灵活。尽管布伦特不能方便舒服地使用自己的双手，但他依然很喜欢做拼贴画。他会选择色彩和图像，但通常无法灵活地剪切和拼贴。我会发挥第三只手的作用，帮他剪切和拼贴。布伦特决定图像和构图，我根据他的要求，准备材料，摆放素材，确保做出他设计出的图像。

有些治疗师和病人一起创作。虽然这更有可能发生在团体治疗中，但有些治疗师在个体治疗中也会进行创作。很多治疗师认为这样做可以进行示范，能够建立起产生积极改变和成长的环境。

整合艺术治疗或表达性治疗方法

虽然大多数分析和利用艺术图像的方法包含谈话，但有些方法更注重运用艺术本身，而不是探索意义。整合的方法也被称为表达性治疗，即用艺术来表达和深化对意象的理解。表达性艺术被认为是一种治疗方法，它包括各种自我表达的形式——美术、音乐、动作、戏剧、表演和写作。换言之，运用整合艺术治疗或表达性治疗方法的治疗师不会让你解释图像的内容，而会鼓励你用其他艺术形式回应它。表达治疗师保罗·科尼尔、海伦·巴尔巴和马戈·福克斯在《灵魂的吟唱》中把梦描述为跨形式的想象："在梦中，灵魂通过想象说话。我们会感觉到游泳的动作或听到声音；我们会体验杀戮的行为，看到美丽的城市图像，听到声音、音乐的节奏。"

在整合艺术治疗中，治疗师会让你制造一种声音，用来表达画中的色彩或形状。治疗师会让你用动作表演一种情绪或感受，然后制造声音或音乐来表达这种情感，或许还会让你用线条和形状画一幅画，表达节奏和动作。表达治疗师认为整合的方法能够提升理解，加深体验，因为你用了各种感官的自我表达方法。

写作与诗歌

创意写作是一种比较受欢迎的整合方法。因此它值得我们更深入地探讨。詹姆斯·佩尼贝克（James Pennebaker）研究了写作对健康与幸福感的影响，他证明病人把令人痛苦的经历写出来对恢复健康很重要，其中包括身体的恢复和情绪的恢复。病人写一写经历的创伤性事件尤其有利于健康，有助于减少焦虑。研究显示，写作对病人从创伤中恢复、减轻关节炎的症状都很有帮助。

散文或诗歌形式的创意写作能够加深创作图像的体验，对有些人来说，它能激发艺术所不能激发的创造性潜能。年轻的艾滋病患者理查德来我的私人诊室接受了几年的治疗，他用诗歌来描述和理解他的艺术表达和致命疾病给他的感受。因为生病，理查德很难操控绘画材料，所以他改做拼贴画。理查德喜欢写诗，所以我让他写一写关于自己为拼贴画选的图像的诗，以富有创意的方式进一步探究它们的意义。

理查德觉得特别吸引他的一个图像是一张玩具士兵的照片，士兵穿着战斗服装，把双筒望远镜举到眼前。士兵抬着一只手，似乎在给远处看到的某人示意或挥手。理查德用这幅图作为他的拼贴画的中心图。对于这幅图，他在两次治疗期间写了以下这首诗：

我在看什么
我看到了谁
头上戴钢盔
身穿迷彩

弹药腰带
给我的军事装备添光彩
伪装和草绿色的军服
会成为今年的流行

滑稽的防弹衣
漫画书里的
小兵贝利和中士
给我来个特大号的

偷偷地观看
透过好奇的眼睛，我在侦查
虽然昆虫在我身下侵袭
蓝色的鸟在空中跳探戈

远处有东西
望远镜帮我看得更远
火星上是否有生命
为什么会出现橘皮组织

我的头脑问了很多问题
结果出现了恼人的头疼
不过不用吃阿司匹林
这只是萨满古老的巫术

仔细倾听
孩子的笑声在回响
这熟悉的声音曾经沉默了
现在它从"失物招领处"发出召唤

我自信地抬起手
问候斯皮尔伯格和外星人
广袤而未知的思想
而我没有电话

没有明确的边界
不确定的道路千千万
我内心的向导和值得信赖的侦查员说
搜寻，你会找到

星星在天空的绿洲中盘旋
就像奥兹国里的梦奇津人
透过光的颜色，灵魂获得超越
引导我们向着虔诚的目标前进

在一生中
战斗让我伤痕累累
天使唱诗班唱着甜美的摇篮曲
睡魔施了魔法，引你入眠

音乐安抚残暴的野兽
但是孤独的心怎么办
我的灵魂，你告诉我
你梦到了什么

我猜想你触摸到了天空
你的爱填满了我
成片的罂粟花和丝丝缕缕的靛蓝
爱抚着我

岁月充满智慧
沙漏里瀑布般流淌着沙子
我躺在草地上
回想起飞逝的光阴和珍贵的记忆

命运唤醒
奇迹般的诞生，它得到神佑
死亡是奇妙的起点
远行者可以从尘世安全地走过

这首诗充分体现了理查德的幽默感和文字驾驭能力。他显然是一位很有天赋的诗人，为拼贴画写诗和短故事发掘出了他的创造力，帮助他应对疾病，缓解他常常感到的抑郁情绪。我发现当人们分享他们对自己作品的看法时，我对他们的经历的理解也得到了扩展，因此能更好地引导艺术治疗的过程。

艺术与玩耍

在治疗孩子时，艺术治疗往往会结合玩耍治疗技术。玩耍治疗包括使用艺术活动、治疗性玩具、游戏、小狗和其他能帮助到孩子的道具，这种方法也适用于成年人甚至其家庭。玩耍治疗对非常年幼的孩子非常有益，因为单靠语言，他们通常不能充分地表达自己的想法和感受。

7 岁的玛丽受到过性虐待，艺术和玩耍为她的抑郁和反复出现的梦魇提供了宣泄的窗口。她多次受到一位家庭成员的虐待，并被威胁保持沉默。玛丽用绘画

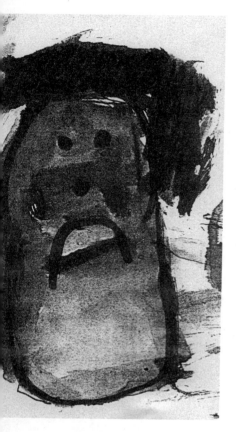

○ 图10-3 玛丽画的无助
而惊恐的自己

传递自己不能说出来的想法和感受，在画中，她是一个无助而惊恐的小女孩（见图10-3）。

在治疗期间，她渐渐变得不那么焦虑和害怕了，开始通过玩耍表达逐渐获得的信任感和安全感。玛丽第一次用游戏室里的玩具电话跟治疗师沟通，这说明她对别人的信任感增加了。通过和小狗玩耍，玛丽演绎了成年动物照顾幼崽的情景。成年动物为幼崽提供安全的家，满足它们对食物和关爱的需求。她还为塑料猫创造了一个"安全世界"，在这个世界里，它的一切需求都能得到满足。她用游戏室的一些物品假装猫的食物、水、舒适的床和玩具，让猫感到舒服、安全。

在治疗结束的时候，玛丽的性格变得比较开朗自信了，她的自画像反映了这种变化。她的自画像色彩丰富，画中的她开心地笑着，伸开双臂。像很多受虐待的儿童一样，她经过了很长时间才开始战胜恐惧和抑郁。

在治疗中将艺术和玩耍结合起来，为玛丽这样的孩子提供了从不幸经历中恢复过来的机会。治疗会使用各种各样的象征物，有的孩子自己通过绘画创造象征物，也有的孩子把玩具和道具用作象征物。在大多数孩子眼里，画画和玩耍没有威胁性，而且对他们来说很熟悉。当在治疗中结合使用这两种方法时，治疗师就能帮助玛丽表达出她的感受，并在恢复过程中展示出新的可能性。

整合的或折中的艺术治疗方法

尽管有些治疗师只会用一种理论来指导他们的治疗，但很多治疗师还是会综合采用本章提到的多种技术。采用多种技术常常被称为折中的方法，但我更喜欢称之为整合的方法，因为对某人或某个团体来说，它们是最适合、治疗效果可能最好的一些方法的综合。

例如，在治疗儿童时，我经常会采用第三只手的方法和表达性治疗技术，因为儿童喜欢用身体的动作制造出节奏和声音来表达自我。在治疗创伤幸存者时，我会让他们写一写自己的艺术表达，用本书介绍的日志练习帮助他们表达出痛苦的情绪。我会用家庭艺术治疗技术帮助他们探究家庭关系，我会用格式塔方法和系统方法帮助家庭解决问题。对于癌症幸存者团体，我会采用积极想象和见证的方法，让他们分享彼此的作品。大多数治疗师选择方法时不仅会基于他们个人的宗旨，而且会基于个体或团体的需求。

投射绘画和基于艺术的评估

艺术创作是一种理解人格、情绪和观点的有效方法，因此有些治疗师会用它进行评估。正如本书前文中提到的，从 1900 年—1909 年开始，精神病医生就对绘画和其他艺术表达如何有助于理解人格产生了兴趣，尤其是在诊断心理疾病方面。荣格认识到艺术创作可以表达来自潜意识的象征，但他没有提出解释其内容的具体方法。弗洛伊德对梦和意象进行了更多的解释。1913 年，弗洛伊德用了几周时间画画，研究米开朗基罗的摩西雕像。后来，他围绕这个雕像写了很多解释，指出作品的象征性内容，以及他认为能够反映艺术家人格的某些方面。不过，弗洛伊德的经历说明人们想要理解一个艺术作品，必须花长时间去研究它。

20 世纪四五十年代，用绘画来理解人格变得流行起来，这有助于心理学家和其他人加深他们对人格、行为和发展的认识。如今，艺术治疗师、心理学家和其他治疗师用绘画来评估心理障碍和情绪问题。这种对绘画的应用涉及艺术表达方面的训练，还需要人们理解艺术表达和创作者的复杂性。

治疗师会集中使用常用的投射绘画技术来加深他们对人格、行为和发展的理解。投射绘画技术包括画一些简单的主题，比如房屋、树木、人或家庭。这些技术被用于心理评估，或者当治疗师想了解个体的某些方面时也会用到。有些投射技术包含绘画和画完后回答一系列问题。例如，房子-树-人绘画包括画完后的访谈，治疗师会问这个人画中的各种元素，比如画中人物的年龄？是男人还是女人？他或她在做什么？是一棵树还是几棵树？房子是什么材料做的？画中的天气如何（一天中的什么时间、天空、温度）？人们对这些问题以及其他问题的回答被认为提供了有关人格的信息，因为其投射和传递了人们对这幅画的想法。

最近，人们提出了几种评估绘画的方法。以下是一些在艺术治疗领域被广泛应用的绘画评估任务。

诊断性绘画系列本身并不是投射绘画测试，而是为了了解人格、情绪障碍、创伤和其他疾病而设计的一系列绘画活动。诊断性绘画系列要求用粉笔油画棒画三幅 18 英寸 × 24 英寸的画，并让参与者做以下事情：

1. 用这些素材画画；
2. 画一棵树；
3. 用线条、形状和色彩画出你现在的感受。

治疗师会从画的结构、色彩和内容来进行评估。

斯尔文绘画测试会使用一套"激发性绘画"，其中包括人物、动物、地点和物品的线条画（如图 10-4 所示）。有些画画得很明确，有些画则画得模棱两可，要促使个体发挥自己的联想。斯尔文绘画测试包括两部分。在第一部分中，个体选择两张激发性图画，画一幅包含这两种画的画，想象在挑选两个图像之间发生的一些事情。理想的情况是，这个人会在画中添加其他一些特点或物品。然后，治疗师会让这个人给这幅画起个标题，并写个小故事，和治疗师分享这个故事和它的意义（如图 10-5 所示）。

形式要素评估量表是另外一种评估工具，被用来对画中的变量进行量化，尤其被用于评估《从树上摘苹果的人》这幅画。设计者是维克多·洛温菲尔德（Viktor Lowenfeld），他为理解儿童艺术做出了很大贡献。形式要素评估量表可以用来测量画的特点，比如构图、线条的性质、色彩以及《从树上摘苹果的人》这幅画的逻辑。如果基础有限，还可以测量其他画作。形式要素评估量表被广泛用于评估精神病人和其他个体绘画中的结构特点与内容。形式要素评估量表的目的不是发现或诊断精神疾病，而是为了比较病人在治疗期间可能出现的心理状态的改变。

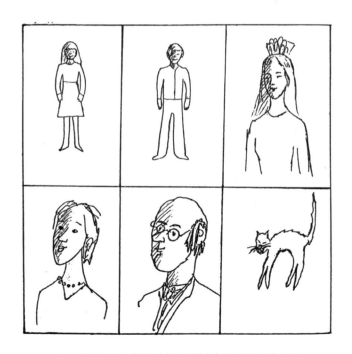

🎧　图 10-4　斯尔文绘画测试中使用的画的示例

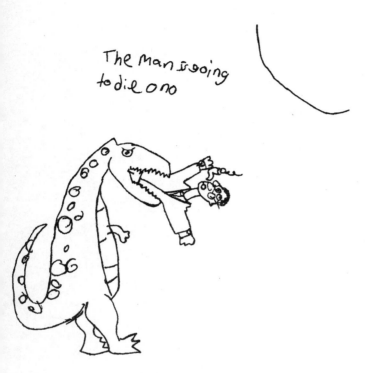

The man is going to die o no

正如我们在第 6 章中探讨过的，曼荼罗绘画也被用作人格的指示器。在曼荼罗评估研究工具卡片测试中，人们要从一套曼荼罗设计卡片中挑选一系列曼荼罗图像，然后从一套色卡中为每种设计选择一种颜色。然后，这个人要用油画棒画两张曼荼罗，一张画在白纸上，另一张画在黑纸上。接下来，测试者会让这个人提供对这些活动的反馈，这会揭示出有关个人意义和内容的信息。设计曼荼罗评估研究工具卡片测试的目的是评估个体目前的状态，它能提供有关各种心理过程的线索。它的解释基于琼·凯洛格的理论，她看到个体所画的曼荼罗中会反复出现某种图像、模式和形状，因此认为从画中所用的形状和颜色能够揭示个体的人格。

🎧　图 10-5　斯尔文绘画测试中的一个例子，12 岁的卡尔画的《哦，不，那人要死了》

这些都是比较常用的利用艺术表达的评估方法。如果治疗师要使用这些或其他利用艺术表达进行评估的方法，他们必须受过专门培训，知道如何实施和评估测试结果。并非所有把艺术作为一种治疗形式的治疗师都受过有关投射绘画测试或其他艺术评估的培训，很多治疗师都不喜欢用艺术的方式来诊断心理障碍和情绪问题，认为把艺术表达这么个人化的东西用作准确的诊断信息是不可行的。还有些治疗师认为这些评估从单一的心理学角度或理论给出解释，以这种方式解释图像是不恰当的。

大多数运用投射绘画和基于艺术评估的治疗师都认为，更重要的是为个体提供体验，通过这些体验，个体能形成对自己画作的解释，能参与有意义的创造活动。此外，很多治疗师认为投射绘画或指定主题的绘画不太有效，因为它们限制了人们的表达内容。"想画什么画什么"会为人们提供更广阔的机会，以反映他们目前的问题或情感。

自己来

最后，你可以问自己一些关于作品和艺术活动的简单问题，从而继续你的探索，加深你的体验，替代治疗师的部分工作。虽然这不能替代治疗性的互动，但有助于你理解自己的作品。

这个作品传递了什么情感

当你看着一幅画或其他艺术表达作品时，它一定会传递某种情感。不要确定或给予它意义，而要探索作品的情感性质。它给你的第一印象是什么？它带有快乐、愤怒、悲伤、焦虑或其他情感吗？它是否通过色彩、线条和形状表达了很多不同的情感？你如何用色彩、线条和形状来表达情感？

如果作品能对你说话，它会说什么

假装你能赋予自己的作品生命，看着这个作品的各个部分，赋予每个部分声音。例如，如果画中有一个蓝色的正方形，它会说什么？如果从杂志上选了一张树的图片做拼贴画，树会说什么？试着以第一人称来回答这些问题（"我是树，我觉得……"），把脑子里想到的任何回答都写下来。

放大作品中的一个部分

看着你完成的作品，挑选你感兴趣的或不喜欢的部分。试着画一幅只包含那个部分的画，放大它，增添新的细节或其他想到的图像。这个步骤想持续多长时间都可以。

用图像探索图像

你可能也想用艺术的方式来理解你的创作作品，试着创作另外一幅图像来回应你创作的第一幅作品。这个步骤你想持续多长时间都可以，或者你创作出必要数量的作品。

如果你什么都想不出来，怎么办？首先，不用担心。你创作的图像不一定要有意义。你会发现有些作品刚一完成，你就会产生想法，而很多想法都是过一段时间后才出现的。你不要期望能马上随意地联想、放大或理解你的每个作品。

此外，随着时间的流逝，你的作品会具有不同的意义。不要以为你的任务一完成，你就确定了作品中图像的意义。你的作品中的意义会改变，或者它会为你的其他作品提供线索。保持开放的心态，不要下结论，不断进行探索。

你还要记住，绘画、构建或建造的过程像发现意义一样重要。你常常会发现创造过程本身就是艺术治疗中最具疗愈作用的部分。

如果你依然渴求信息，或者想找一位艺术治疗师合作并尝试参加艺术治疗团体，那么你可以参加工作坊或通过阅读更多的书籍来加深你的理解。

北京阅想时代文化发展有限责任公司为中国人民大学出版社有限公司下属的商业新知事业部，致力于经管类优秀出版物（外版书为主）的策划及出版，主要涉及经济管理、金融、投资理财、心理学、成功励志、生活等出版领域，下设"阅想·商业""阅想·财富""阅想·新知""阅想·心理""阅想·生活"以及"阅想·人文"等多条产品线，致力于为国内商业人士提供涵盖先进、前沿的管理理念和思想的专业类图书和趋势类图书，同时也为满足商业人士的内心诉求，打造一系列提倡心理和生活健康的心理学图书和生活管理类图书。

《观影诊疗室：用电影疗愈心灵》

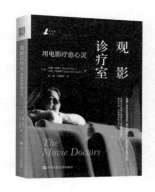

- 英国广受欢迎的情感类广播节目主持人、权威影评人倾力之作。
- 电影治疗师精心挑选出上百部电影佳作，帮你开启一段自我疗愈之旅。

《舞动：以肢体创意开启心理疗愈之旅》

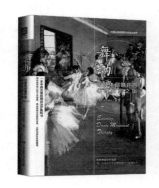

- 第一本针对国内读者编写的一部理论体系全面、案例翔实、图文并茂、可操作性极强、中西结合的舞动治疗专业教科书。
- 用创造性的肢体语言疏导自己的感情和内心冲突的舞动心理治疗可以促进个体情绪、情感、心灵、认知等层面的整合，改善心智，达到缓解心理压力的目的。

《原生家庭：影响人一生的心理动力》

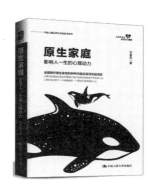

- 全面解析原生家庭的种种问题及其背后的成因，帮助读者学到更多"与自己和解"的智慧。
- 让我们自己和下一代能够拥有一个更加完美幸福的人生。

《为什么我们会上瘾：操纵人类大脑成瘾的元凶》

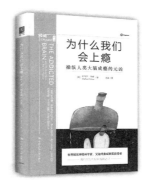

- 一本关于诱惑、异乎寻常的快乐，以及头脑中那个虚幻又真实的世界的书。
- 所谓成瘾，不关乎道德，而是大脑在作祟。
- 世界知名神经科学家、艾迪终身成就奖获得者用科学为你解开成瘾之谜。

《戒瘾：战胜致命性成瘾》

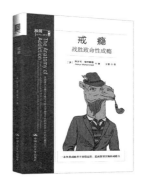

- 美国著名成瘾治疗医学专家为成瘾者开出的独具开创性的戒瘾良方。
- 一本各类成瘾者不容错过的、脱离欲望苦海的戒瘾书。

《极简个性心理学：破解人格基因》

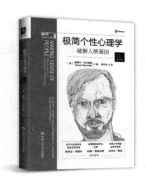

- 诺贝尔生理学或医学奖获得者埃里克·坎德尔、美国精神病学会主席约翰·奥德汉姆、哈佛大学神经生物学教授史蒂文·海曼联袂推荐。
- 深入浅出的识人科学体系，发现人内心深处最真实的一面，在人群中找到更适合自己的存在方式与相处方式。

《极简心理学史》

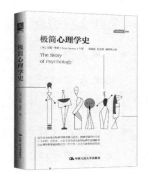

- 最受追捧的安万特科学图书奖入围者、剑桥学霸倾情奉献。
- 一本有料、有故事、有历史厚重感的全彩心理学史图解书。
- 将心理学的发展历程化作一个个发人深省的故事娓娓道来。

《失控的大脑：操纵人类异常行为的元凶》

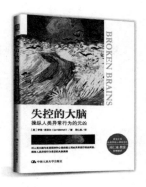

- 南京大学社会学院心理系主任周仁来教授倾情翻译。
- 对人类大脑与各类精神和心理疾病之间的关系进行抽丝剥茧，揭秘人类异常行为背后的大脑奥秘。